TRAVAIL DE LA CLINIQUE DES MALADIES NERVEUSES

VALEUR SÉMÉIOLOGIQUE

DE L'ÉPILEPSIE BRAVAIS-JACKSONNIENNE

DANS LES TUMEURS CÉRÉBRALES

PAR

ÉLISABETH SIONITSKI

DOCTEUR EN MÉDECINE DE LA FACULTÉ DE PARIS

PARIS

ALFRED LECLERC, ÉDITEUR

19, RUE MONSIEUR-LE-PRINCE, 19

1907

VALEUR SÉMÉIOLOGIQUE

DE L'ÉPILEPSIE BRAVAIS-JACKSONNIENNE

DANS LES TUMEURS CÉRÉBRALES

PAR

ÉLISABETH SIONITSKI

DOCTEUR EN MÉDECINE DE LA FACULTÉ DE PARIS

PARIS

ALFRED LECLERC, ÉDITEUR

19, RUE MONSIEUR-LE-PRINCE, 19

1907

A MA SŒUR

Madame DEYCHA-SIONITSKI

A QUI JE DOIS TOUTE MON INSTRUCTION

Je dédie cette thèse

HOMMAGE DE MA RECONNAISSANCE

INTRODUCTION

A mesure que se perfectionne la chirurgie des centres nerveux, les cliniciens cherchent à établir avec plus de précision le diagnostic des tumeurs cérébrales, *surtout le diagnostic du siège* de ces tumeurs qui guide les indications et les contre-indications d'une intervention chirurgicale. Avec notre Maître, M. le Professeur RAYMOND (1898), nous distinguons dans le syndrome clinique des tumeurs cérébrales des *symptômes de compression et des symptômes locaux*, ces derniers établissant *le diagnostic topographique* de la tumeur.

C'est du diagnostic topographique des tumeurs cérébrales que nous voulons nous occuper dans cette étude, et parmi les symptômes qui permettent de poser ce diagnostic, nous voulons insister plus particulièrement sur *les attaques épileptiformes*.

Sans être constantes dans les tumeurs cérébrales, les *crises convulsives* sont très fréquentes (50 0/0 d'après HITZ) et revêtent le plus souvent le type de *l'épilepsie Bravais-Jacksonnienne, épilepsie symptômatique, partielle, hémiplégique ou corticale.*

Rappelons « *qu'on désigne ainsi un syndrome caractérisé par des convulsions toniques et surtout cloniques, localisées dans les muscles ou dans les groupes musculaires qui, à l'état normal, reçoivent leur influx nerveux cérébral des régions corticales irritées* » (BRISSAUD et SOUQUES, 1904).

1

Après un aperçu historique de la question, nous diviserons notre étude en *deux parties* :

Dans la première partie, nous chercherons à préciser la valeur séméiologique de l'épilepsie Bravais-Jacksonnienne en exposant ses caractères cliniques et les faits établis par la physiologie pathologique.

Dans la deuxième partie, nous chercherons à faire une étude critique des observations cliniques publiées jusqu'à présent et des indications du siège de la tumeur cérébrale fournies par l'épilepsie Bravais-Jacksonnienne.

Enfin, dans les conclusions que nous croyons pouvoir tirer de cette étude, nous verrons l'importance qu'il faut attacher à l'épilepsie Bravais-Jacksonnienne au point de vue de l'intervention chirurgicale.

Il nous est particulièrement agréable d'avoir, à la fin de nos études médicales, l'occasion d'exprimer notre reconnaissance à nos maîtres de la Faculté et des hôpitaux de Paris.

Qu'on nous permette tout d'abord d'adresser un souvenir ému à la mémoire du professeur Budin, notre très regretté maître, à l'enseignement duquel nous demeurerons à jamais fidèle.

Avec sa bienveillance habituelle, M. le Professeur Raymond a mis à notre disposition le riche matériel d'études de son service à la Salpêtrière ; il nous a fait l'honneur d'accepter la présidence de notre thèse, nous l'en remercions bien sincèrement.

M. le professeur Gaucher, qui nous témoigna dans des circonstances difficiles un intérêt précieux, a particulièrement droit à notre reconnaissance ; qu'il en accepte, ici, l'expression.

Nous ne demeurons pas moins obligée à M. le professeur Dieulafoy qui nous accueillit aimablement dans son service et dont les leçons nous furent si profitables ; à M. le professeur agrégé Schwartz à qui nous sommes redevable de nos connaissances chirurgicales ; à M. le professeur agrégé Claude, dont les conseils nous furent fort utiles et à qui nous devons deux observations inédites de notre thèse, à M. le docteur Alquier qui nous aida dans nos recherches avec une rare obligeance.

Nous n'oublierons pas, non plus, M. Philibert, interne des hôpitaux, qui fut pour nous, au lit du malade, un guide d'une complaisance inépuisable.

Nous adressons, enfin, un témoignage tout particulier de notre gratitude à M. le Docteur Queyrat. Nous avons bénéficié, et nous ne l'oublierons jamais au cours de notre carrière, de l'enseignement pratique auquel il se consacre avec tant de dévouement. Nous avons tenu à l'en remercier ici.

Nous remercions au même titre M. le Professeur Lapinski, de Kiew, qui nous prodigua, dans sa clinique des maladies nerveuses, ses conseils éclairés dont nous espérons bien pouvoir profiter encore.

PREMIÈRE PARTIE

Historique.

Sans avoir l'intention de donner ici un historique complet du syndrome qui nous occupe, nous voulons simplement indiquer à grands traits l'évolution de l'étude de l'épilepsie Bravais-Jacksonnienne dans les tumeurs cérébrales. Pour plus de détails nous renvoyons au travail très documenté de Schuster (1902) et à celui de M. Duret (1905).

Déjà Hippocrate parle de l'épilepsie partielle, Galien décrit l'aura motrice de cette forme convulsive. Nous ne croyons pas devoir nous arrêter à cette longue période empirique où l'anatomie des centres nerveux était à peu près inconnue ; nous ne pouvons qu'admirer la précision de quelques-unes de ces descriptions éparses dans la littérature médicale.

A mesure que l'anatomie descriptive du cerveau faisait des progrès, les anatomistes et les cliniciens en profitaient pour établir la doctrine des localisations cérébrales.

C'est à Gratiolet que revient le mérite d'avoir démontré pour la première fois l'individualité des circonvolutions cérébrales. A ce moment Flourens avait déjà placé dans le cervelet le centre de l'équilibre, et Gall avait déjà formulé ses hypothèses des localisations cérébrales, hypothèses complètement ruinées depuis. Notons ici ce fait important que depuis 1709 Mistichelli avait découvert l'entre-croisement des pyramides. Foville et Pinel Granchamp (1823) arrivent par l'observation clinique à admettre « la nécessité de l'existence dans le cerveau, d'organes fonctionnellement distincts ».

Serres (1824) décrit *l'épilepsie partielle* et parle des centres moteurs localisés. Quoique ne parlant point des localisations, Bravais (1827) décrit remarquablement le tableau clinique de l'épilepsie partielle qu'il sépare nettement du mal comitial.

Après la localisation définitive du centre du langage par Bouillaud (1825) et surtout par P. Broca (1861), l'étude des autres centres moteurs se précise. Huglings Jackson (1861), après Odier, Demougeot, Andral, Serres et Bravais, décrit l'épilepsie partielle qui porte son nom à juste titre.

Jackson rapproche, en effet, l'épilepsie partielle observée cliniquement de l'existence d'un foyer d'irritation, bien localisé anatomiquement, de l'écorce cérébrale.

Depuis, un très grand nombre de travaux anatomo-cliniques viennent confirmer cette doctrine des localisations cérébrales. Ne pouvant citer tous ces travaux, nous n'en relèverons que les plus importants. Lépine (1875) réunit des cas anatomo-cliniques, en faveur de la doctrine. Charcot (1875), dans ses leçons cliniques, appuie de son autorité les conclusions de Jackson et propose, pour l'épilepsie partielle, le nom d'*épilepsie jacksonnienne*. Les rapports de cette forme convulsive avec les localisations cérébrales sont définitivement établis par Charcot et Pitres (1883), Nothnagel (1887), Horsley et Beevor (1888). Soury (1891), Pitres (1895), Siguier (1895), Durand (1896), Auvray

(1896), Déjerine (1901). M. le professeur Raymond (1901), Brissaud et Souques (1904), Duret (1905).

« Il n'y a plus à parler de la *doctrine* des localisations cérébrales, » dit M. le professeur Brissaud. « Une doctrine est discutable. Les localisations cérébrales ne sont pas plus discutables que telles autres de ces grandes vérités dont les siècles se sont successivement enrichis et s'honorent ».

Mais l'étude de l'anatomie et l'observation clinique ont été puissamment aidées par les expériences physiologiques. Fritsch et Hitzig (1870) excitèrent par le courant galvanique l'écorce cérébrale du chien et obtinrent des mouvements localisés à certains groupes musculaires du côté opposé à l'excitation de l'écorce, toujours les mêmes pour un point déterminé de l'écorce excitée.

Hitzig (1874) refait les mêmes expériences sur le singe. Ferrier(1874 et 1879) confirma les faits établis par les auteurs précédents en expérimentant sur le macaque avec le courant faradique. Ces remarquables expériences délimitèrent sur l'écorce cérébrale une *zone motrice* située au niveau ou dans le voisinage immédiat des deux circonvolutions ascendantes qui limitent le sillon de Rolando.

Les travaux physiologiques de Carville et Duret(1875), de François Franck (1887), de Pitres (1877), ont confirmé et précisé ces recherches, et enfin Horsley et Beevor (1888), ont refait ces expériences sur l'orang-outang. Dans plusieurs cas d'épilepsie Bravais-Jacksonnienne, Horseley a électrisé chez l'homme les régions rolandiques motrices mises à nu par la trépanation. Confirmée par Reen et un grand nombre de cliniciens depuis cette électrisation, véritable expérience physiologique sur l'homme, a établi une analogie complète entre la situation des centres moteurs corticaux chez l'homme et chez l'orang-outang. Elle a montré aussi la haute valeur de l'épilepsie Bravais-Jacksonnienne pour le diagnostic du siège de l'irritation. Les auteurs ne se sont point bornés à exciter l'écorce cérébrale par le courant électrique, ils ont précisé la topographie de la *zone motrice* et produit des accès convulsifs localisés en grattant l'écorce (Luciani 1885); en saupoudrant l'écorce avec des agents chimiques toxiques (Laudois); en détruisant partiellement la zone motrice (Carville et Duret 1875). Enfin Bechterew, Fleschsig, Soltmann, Tarchanoff, etc, ont précisé la situation des centres moteurs en étudiant le développement et les dégénérescences du faisceau pyramidal. Cependant, Brown-Séquard (1876), constatant la doctrine des localisations cérébrales, affirmait, en s'appuyant sur des faits cliniques suivis d'autopsie, l'impossibilité d'admettre des centres parfaitement localisés. « Je me crois autorisé, » disait Vulpian en 1885, « à dire que les arguments expérimentaux, à l'aide desquels on a voulu prouver l'excitabilité motrice de la substance grise corticale du cerveau, dans certains points déterminés, sont dépourvus de valeur et ne peuvent servir à étayer l'hypothèse des localisations fonctionnelles cérébrales. » M. Mathias Duval (1892) écrit « qu'on ne voit pas *a priori* la nécessité de centres moteurs corticaux distincts ».

Sherington et Grünbaum (1904) se basant sur leurs expériences sur les singes anthropoïdes nient la fonction motrice de la zone post-centrale (pariétale ascendante); ce serait une zône « silencieuse » au point de vue physiologique.

Quant à l'épilepsie Bravais-Jacksonnienne, comme si-

gne de localisation, sa valeur semble notablement diminuée par les travaux de ces dernières années.

« L'épilepsie partielle peut exister même en l'absence
des centres moteurs corticaux du côté opposé » (Seppilli,
cité par Brissaud et Souques (1904). Dans ces cas les auteurs italiens parlent d'une suppléance par les corps opto-
striés (Luciani, Tamburini, Seppilli).

Nous reviendrons sur cette question, qui nous intéresse
particulièrement, au cours de cette étude ; rappelons
seulement ici l'observation de M. le professeur Dieulafoy (1901).

« Grave atteinte à la doctrine des localisations cérébrales», disait le titre du travail), et la discussion qui a
suivi cette communication à l'Académie de Médecine.

Enfin, en terminant cet aperçu historique nous tenons
à relever la tendance générale des cliniciens et des ex-
périmentateurs à assimiler l'épilepsie dite essentielle à
l'épilepsie Bravais-Jacksonnienne. Pour Silvestrini (1880)
Seppilli, Luciani (1886), Mouratow, « il ne s'agirait que de
deux formes différentes du même processus morbide »
(Brissaud et Souques 1904).

I

Caractères cliniques distinctifs

de l'épilepsie Bravais-Jacksonnienne.

Après les descriptions remarquables de BRAVAIS (1827), JACKSON (1861), CHARCOT (1875), M. le Professeur RAYMOND (1904), M. le Professeur BRISSAUD (1904), M. DURET (1905), nous n'avons rien à ajouter au tableau clinique de l'accès d'épilepsie Bravais-Jacksonnienne. Nous nous bornerons à relever les caractères distinctifs propres à cet accès convulsif. Ces caractères sont au nombre de 3 : 1º *l'aura* ; 2º *la marche des convulsions* ; 3º *les paralysies partielles consécutives.*

1º *L'aura* ne manque jamais, c'est un signe de localisation par excellence. *L'aura motrice* est la plus fréquente. Que ce soit un mouvement involontaire de flexion brusque du petit doigt ou du gros orteil, une trémulation musculaire dans la paupière supérieure ou la commissure labiale, *son caractère distinctif est une localisation précise, toujours la même pour un même malade.* Le malade connaît son aura et arrive parfois à prévenir l'accès en comprimant le membre au-dessus du mouvement précurseur. Mais une fois que l'accès est commencé, rien ne l'arrête plus, pas même l'ablation d'une partie de l'écorce grise correspondant au mouvement initial (expériences sur les animaux d'ALBERTONI et de FRANCK).

L'aura sensitive et sensorielle, souvent associée à l'aura
motrice, tout en ayant une grande valeur localisatrice,
est moins étudiée que l'aura purement motrice et constitue un signe de localisation moins certain. C'est tantôt
une douleur subite, céphalique ou précordiale, une im-
pression pénible de froid ou de chaleur nettement localisée au petit doigt, au poignet etc. Ou bien ce sont des
mouches volantes, des bourdonnements d'oreilles, des
odeurs désagréables, des saveurs amères, etc. *L'aura psychique* est une hallucination visuelle ou auditive, le plus
souvent de nature terrifiante, ou bien une suppression
brusque de l'état conscient.

Après l'aura, le malade perd complètement connaissance et tombe ; ou bien, sans tomber, ni perdre complètement connaissance, il « n'a qu'une confuse notion de sa
personnalité » (BRISSAUD et SOUQUES). Ces deux états sont
surtout fréquents après l'aura psychique et lorsque les
convulsions envahissent les muscles de la face, particulièrement des yeux. Mais il arrive que le malade assiste à
sa crise parfaitement conscient et « l'apprend par cœur »
(BRISSAUD).

Nous ne ferons que mentionner les phénomènes vaso-
moteurs qui indiquent la participation du grand sympa-
thique ; la salivation ; la morsure de la langue (BRISSAUD) ;
l'émission involontaire de l'urine à la fin de la crise ; les
troubles circulatoires (CH. RICHET, FRANÇOIS FRANCK), pour
nous arrêter un instant sur *la marche des convulsions*.

2° Depuis BRAVAIS (1827) on distingue 3 types d'épilepsie Bravais-Jacksonnienne qui sont par ordre de fréquence :

Le type brachial — qui débute par le membre supérieur
et envahit successivement la face et le membre inférieur.

Le type facial — qui débute par la face et envahit ensuite le membre supérieur, puis le membre inférieur.

Le type crural — qui, débutant par le membre inférieur, envahit le membre supérieur, puis la face.

C'est d'abord un spasme tonique de l'extrémité du membre, le pouce par exemple, qui se met en flexion, spasme qui envahit ensuite le poignet, le coude, l'épaule. Au spasme tonique succèdent rapidement des *secousses cloniques* qui peuvent rester limitées à un seul membre ou se généraliser à tout un côté (épilepsie hémiplégique), ou envahir les deux côtés (type généralisé simulant quelquefois une attaque de mal comitial). Ce qui est remarquable et typique c'est cet envahissement toujours le même pour un malade donné, régulier et fatal au moins dans son début. Les accès sont le plus souvent isolés, mais quelquefois on a noté des crises subintrantes, un véritable *état de mal* auquel le malade peut succomber.

Nous ne ferons que mentionner ici ce que les auteurs ont appelé *syndromes équivalents* : ce sont des formes larvées de l'épilepsie Bravais-Jacksonnienne, crises exclusivement toniques (CHARCOT) ; variété vibratoire (CHARCOT) ; variété athétoïde (PRÉOBRAJENSKI) ; épilepsie partielle continue (KOJEWNIKOFF) ; variétés exclusivement sensitives (DELEGRANGE) ; variétés douloureuses, migraine ophtalmique (CHARCOT, FÉRÉ, PITRES).

3º L'accès se termine par une période de *stertor* (BRISSAUD) ; par une aphasie transitoire (FÉRÉ) ; par l'hémianopsie ou l'excitation cérébrale pouvant aller jusqu'au délire furieux (MOTET, ALBERTONI) ; par une tachycardie passagère (PITRES), ou par des *paralysies partielles*, décrites par TODD, JACKSON, PITRES et DUTIL (1883). Ce sont des paralysies motrices transitoires, hémiplégies ou monoplégies, toujours flaccides, durànt quelques jours après l'accès et occupant les groupes musculaires qui ont présenté le maximum des convulsions.

Quelquefois ces paralysies postépileptoïdes restent permanentes et se compliquent de contractures. Il est très important de noter que les paralysies peuvent exister au niveau des membres qui plus tard seront le siège des accès épileptiformes (Bouchaud).

II

Physiologie pathologique.

Quelle que soit l'hypothèse admise pour expliquer comment une crise d'épilepsie Bravais-Jacksonnienne éclate, (*orage nerveux de Liveing ; décharge brusque* de forces nerveuses accumulées dans les cellules comme la force électrique est accumulée dans une bouteille de Leyde ; *instabilité neuro-électrique par nitrogénisation excessive de Jackson*), une première condition est indispensable pour que les mouvements convulsifs se produisent, c'est *la conservation de la voie pyramidale*. Ceci est admis par tous les auteurs et ne peut être contesté. La clinique et l'expérimentation nous enseignent, en effet, qu'une destruction partielle ou une interruption de la voie pyramidale entraînent des paralysies complètes et durables, c'est-à-dire la suppression des mouvements volontaires, affaiblissement ou abolition des réflexes au début. Si les mouvements se produisent, si les réflexes sont exagérés, comme ceci a été souvent noté pendant les accès épileptiformes, c'est que la voie pyramidale est conservée, mais irritée ou excitée (Babinski).

Cette conservation de la voie pyramidale est confirmée par ce fait établi cliniquement et expérimentalement qu'une fois l'accès entré dans sa phase tonique, il n'y a absolument rien qui puisse l'arrêter (Brissaud), même pas l'ablation de la zone motrice corticale du côté opposé (Seppilli).

Une autre preuve de cette conservation est donnée par
les causes occasionnelles d'un accès épileptiforme. Parmi
ces causes, en effet, une place importante appartient aux
excitations périphériques (brûlures, incisions chirurgicales, corps étrangers sous-cutanés, affections des premières
voies respiratoires, du tube digestif, etc.) On a parlé dans
ces cas de mouvements convulsifs réflexes (Albertoni,
J. Soury). Il faut peut être distinguer ces crises des accès
Bravais-Jacksonniens proprement dits, c'est-à-dire corticaux. Localisation précise au début, propagation régu-
lière du spasme tonique — indiquent suffisamment qu'une
deuxième condition est indispensable pour que l'accès se
produise — c'est *l'excitation de l'écorce cérébrale*. L'écorce
cérébrale, et particulièrement sa zone psycho-motrice, est
en effet « *l'organe du symptôme* » (Brissaud et Souques,
1904). Lorsque l'écorce est ramollie ou détruite par une
grande tumeur, l'épilepsie Bravais-Jacksonnienne ne se
produit pas.

A l'appui de ce fait, M. le Professeur Brissaud et M. Souques citent la paralysie générale ou la méningite syphilitique. Dans ces deux maladies les accès d'épilepsie Bravais-Jacksonnienne se produisent au début, après d'autres
symptômes d'excitation corticale : douleurs, fourmillements, troubles psychiques. Lorsque ces malades deviennent de vrais paralytiques, la lésion gagnant en profondeur, les accès épileptiformes ne se produisent plus.

L'excitation des circonvolutions périrolandiques peut
être produite par des causes très variables : traumatismes,
fractures du crâne avec esquilles ; pachy-méningite hémorragique ou ankylose cérébro-méningée syphilitique ;
tubercule de la pie-mère au niveau du lobule paracentral
comme dans le cas de Souques et J. B. Charcot (1891) ;

péri-encéphalite ou méningo-encéphalite syphilitique ;
tumeurs encapsulées, irritant les circonvolutions périrolandiques par compression ou à distance (Duflocq, 1891),
Dieulafoy, 1901).

Charcot et Pitres (1883) nous enseignent que « les lésions corticales susceptibles de provoquer l'épilepsie
Bravais-Jacksonnienne doivent avoir une topographie
moins fixe que les lésions capables de provoquer des paralysies permanentes. »

Une tumeur cérébrale détermine très souvent des troubles circulatoires : vascularisation excessive de la tumeur
elle-même (Dupré et Devaux) dans un cas d'endothéliome ;
circulation collatérale, hypérémie et stase veineuse à distance. Or, Bechterew (1895) a montré expérimentalement
que « l'hypérémie et l'inflammation exagèrent l'excitabilité de la substance grise. » Ces rapports entre les troubles
circulatoires et les phénomènes convulsifs sont bien étu-
diés par Dide (1900). L'action à distance des tumeurs si-
tuées relativement loin de la zone motrice est bien étudiée cliniquement par M. le professeur Raymond ; confirmée par les observations de Cestan et Lejonne (1901) et
par celle de Duret. « Il est probable », dit M. Duret, « que
c'est surtout en amenant une congestion généralisée de
tout l'encéphale que les tumeurs centrales (talamus dans
le cas de Miura, 1899) ; corps strié dans le cas de Parker.
etc.), favorisent l'apparition des crises convulsives. »

L'expérience sur les animaux (Laudois) et l'observation
clinique montrent que les accès d'épilepsie partielle peuvent se produire par l'action des substances toxiques sur
l'écorce périrolandique. C'est le cas pour l'*urémie* (Raymond, Chantemesse (1885), Chauffard (1887), etc) ; l'intoxi-
cation par l'alcool, le plomb, les substances toxiques

d'origine alimentaire, etc. Donc, deux conditions sont indispensables pour la production d'un accès d'épilepsie Bravais-Jacksonnienne : *l'excitation des circonvolutions périrolandiques et la conservation de ces circonvolutions et de la voie pyramidale.*

III

Valeur séméiologique de l'épilepsie Bravais-Jacksonnienne dans les tumeurs cérébrales.

L'épilepsie Bravais-Jacksonnienne est généralement considérée comme un signe clinique de localisation corticale et par conséquent comme un signe d'intervention chirurgicale. Nous allons tâcher de préciser, d'après les observations anatomo-cliniques, jusqu'à quel point ce signe peut guider le chirurgien.

Tout d'abord, comme syndrome isolé, l'épilepsie Bravais-Jacksonnienne indique-t-elle l'existence d'une tumeur cérébrale ? La clinique nous répond nettement : *non*. Nous ne sommes autorisés à porter le diagnostic de tumeur cérébrale que si l'épilepsie Bravais-Jacksonnienne s'associe à d'autres signes de néoplasme cérébral : stase papillaire, céphalées, vomissements, vertiges, torpeur intellectuelle, troubles du pouls et de la respiration, etc. En effet, nous avons vu que toute excitation de l'écorce cérébrale, autre qu'une tumeur, (méningite, traumatismes crâniens avec enfoncement des esquilles ou hémorragie, congestion méningée etc), peut être le point de départ d'un accès Bravais-Jacksonnien. Prenons au hasard quelques observations d'épilepsie Bravais-Jacksonnienne et voyons ce que nous montre l'autopsie.

Dans les cas de FERRIER, NOTHNAGEL, ALBERTONI, FRANCK, PITRES il n'y avait *aucune altération appréciable* des centres nerveux. Il en était de même dans le cas de SOUTTAR

Mackendrick (1900). Dans le cas de Muller (1899), — lésions microscopiques des cellules pyramidales. Dans les cas de Touche (1900 et 1901) — hémorragies méningées ou ramollissement. Nous rappelons ici les crises Bravais-Jacksonniennes typiques des intoxications (urémie, saturnisme, alcoolisme, etc.). Dans le cas d'Anglade et chocreaux (1902) il existait un ramollissement linéaire sur la partie moyenne des deux lobes temporaux et la partie antérieure du lobe frontal; ce ramollissement suivait le trait de fracture remontant à plusieurs années. Une autre fracture ancienne fut trouvée par Bernardini (1900). MM. Kirmisson, Fredet, Duret, Schwartz, Loison, Rochard et Frogé ont cité d'autres cas d'épilepsie partielle traumatique. Voyons maintenant si nous pouvons faire le diagnostic topographique d'une tumeur cérébrale en nous basant sur le type de l'épilepsie Bravais-Jacksonnienne. Charcot et Pitres écrivaient en 1833 : « Il n'y a pas entre la forme de l'épilepsie partielle et la topographie de la lésion corticale provocatrice de rapport constant, comme il en existe entre les paralysies d'origine corticale et le siège des lésions destructives qui leur donnent naissance. » D'après M. Duret (1905) « l'épilepsie Bravais-Jacksonnienne n'a qu'une valeur localisatrice relative, » et cet auteur ajoute : « elle n'a de valeur localisatrice que si l'aura est très nette, la marche des convulsions lentement progressive, et si le malade assiste, parfaitement conscient, à leur évolution. Son importance est plus grande encore, si elle est accompagnée de paralysies motrices durables et bien localisées. »

Pour Boué et Drivet (1903) l'épilepsie Bravais-Jacksonnienne à début brachial, aussi bien que l'épilepsie à type facial et crural, indique un siège de la tumeur dans la région rolandique ou pararolandique dans 92 % des cas. Prenons un certain nombre d'observations anatomo-cliniques et voyons si l'autopsie confirme dans tous les cas le diagnostic du siège formulé d'après la forme de l'épilepsie partielle. Rappelons d'abord quelques cas avec accès d'épilepsie essentielle ou généralisée d'emblée où le diagnostic du siège était naturellement impossible : Brissaud et Massary, tumeur du lobe frontal (1897) ; Parker (1882) ; Bouveret et Éparvier (1884) ; Millian (1896) ; Touche (1901) ; Chipault (1893), (tumeurs de la base ou sous-corticales). Dans le cas de M. le Professeur Dieulafoy (1901) l'accès épileptiforme avait commencé par le bras droit et envahissait tout le côté droit ; la paralysie consécutive avait le même siège. A l'autopsie on a trouvé une gomme syphilitique de l'extrémité antérieure du lobe frontal gauche. Nous retrouvons un tableau clinique semblable avec, à l'autopsie, tumeurs siégeant dans le lobe frontal dans les cas de Vidal (1902) ; Miraillé (1902) ; Danillo (1895) ; Hitzig (1896) ; Lépine (1896) ; Lucas-Championnière (1903) ; Aldhibert (1895), etc. Dans les cas de Martin (1896), de Castaigne (1897), de Cathelin (1898), de Spillmann et Demange (1898) il y avait des attaques épileptiformes, mais l'autopsie montra des tubercules des couches optiques. Nous avons déjà rappelé les cas analogues de Parker (1882) ; de Miura (1899) ; de Labbé (1896).

Marchand (1901) ; Trenel (1898) ; Simon (1902) ; M. le Professeur Raymond (1897) ; Touche (1902) ; Bernheim (1887) ont observé des accès d'épilepsie partielle dans les tumeurs du cervelet, localisées à l'autopsie.

Tous ces faits nous semblent diminuer considérablement la valeur séméiologique de l'épilepsie Bravais-Jacksonnienne comme signe de localisation. Nous pensons donc avec notre maître, M. le Professeur Raymond « que l'épilepsie partielle peut se produire avec des lésions ayant un autre siège que la région motrice, et les paralysies qui les suivent peuvent faire croire à une lésion qui n'existe pas » (Duret). Notons que les attaques épileptiformes sensitivo-sensorielles et les équivalents de l'épilepsie peuvent aussi avoir une certaine valeur localisatrice, mais elles sont encore peu étudiées.

Nous avons le droit de nous demander maintenant si l'épilepsie Bravais-Jacksonnienne peut être un signe d'intervention. C'est encore aux faits anatomo-cliniques que nous nous adresserons pour répondre à cette question. Dans le cas d'Aldhibert (1895) l'épilepsie partielle occupait le membre supérieur droit ; une trépanation sur la région motrice ne fit rien voir et à l'autopsie on trouva un sarcome des deux premières frontales. Dans le cas de M. Chipault (1893) l'épilepsie partielle siégeait sur le membre supérieur et la face ; rien à la trépanation sur la zone motrice ; gliome de la substance blanche de F 2. Dans les cas de MM. Lannelongue et Cassaet (1895), l'épilepsie partielle à type brachial ; rien à la trépanation de la zone motrice moyenne ; gomme du tiers postérieur de F 2. Crouzon, dans un cas d'épilepsie Bravais-Jacksonnienne occupant la face et les membres gauches, trépana sans succès au niveau de la zone motrice ; plaque de méningite à la pointe du lobe temporal. On a trépané croyant à l'existence d'une tumeur, pour ne trouver qu'une méningo-encéphalite (Mills, Lucas-Championnière) ; des altérations urémiques (Cotheril) ; une hyperostose crânienne (Kraska) ; ou même rien du tout (Hitzig). Tous ces cas sont cités par Oppenheim (1902).

Von Bergmann (1899), en réunissant les cas d'intervention chirurgicale pour tumeurs cérébrales, indiquait 31,2 % de localisations inexactes. Oppenheim (1902) donne seulement 27,5 %. Nous voyons que l'épilepsie Bravais-Jacksonnienne n'est pas non plus un signe commandant l'intervention. Pour affirmer le siège d'une tumeur cérébrale, il faut observer minutieusement l'ensemble des signes cliniques de ces néoplasmes; dans l'état actuel de nos connaissances, il semble bien difficile de se baser sur un symptôme isolé.

DEUXIÈME PARTIE

RECHERCHES BIBLIOGRAPHIQUES PERSONNELLES.

ÉTUDE CRITIQUE.

I

Recherches bibliographiques personnelles

Nous avons parcouru un très grand nombre d'observations cliniques, avec ou sans intervention opératoire, vé-
rifiées à l'autopsie. Dans un certain nombre de cas
l'examen histologique avait complété ces observations.
Nous désirons en rapporter ici quelques-unes conservées
à l'hospice de la Salpêtrière, dans le service de notre
Maître, M. le Professeur Raymond, ainsi que deux observations provenant de la Clinique Neurologique de l'Uni-
versité de Kiew (Russie), obligeamment mises à notre disposition par M. le Professeur Lapinski. Nous sommes particulièrement heureuse de pouvoir reproduire ici deux
observations inédites de M. le Professeur agrégé H. Claude.
Nous diviserons ces observations, dont quelques-unes sont
déjà publiées, en quatre groupes et nous conserverons

cette division pour notre étude critique : Dans un premier groupe nous comprendrons les cas où l'épilepsie Bravais-Jacksonnienne a permis d'opérer avec succès, la tumeur étant superficielle. Dans un deuxième groupe nous réunirons les cas où la tumeur avait détruit ou altéré le lobe pariétal et où les accès Bravais-Jacksonniens peuvent être expliqués par la congestion de la zone motrice. Dans un troisième groupe entreront les tumeurs profondes sous-jacentes ou voisines de la zone motrice. Enfin dans un quatrième groupe seront comprises les tumeurs centrales siègeant loin de la zone motrice.

1° L'épilepsie Bravais-Jacksonnienne a guidé l'opérateur. Localisation exacte. Suppression des accès épileptiformes.

OBSERVATION I.

Service de M. le Professeur LAPINSKI *(Inédite).*

F.... — 38 ans, institutrice, entre à la clinique en octobre 1904. Souffre depuis deux ans de maux de tête localisés surtout dans la région pariétale droite ; la pression de cette région augmente la douleur ; les céphalées s'accompagnent quelquefois de vomissements. Les accès d'épilepsie partielle deviennent de plus en plus fréquents, leur durée est de 5 minutes.

L'épilepsie Bravais-Jacksonnienne revêt le type crural, commençant par le pied gauche ; mais dans d'autres accès on assiste au type brachial ; enfin les convulsions cloniques se généralisent souvent à toute la moitié gauche du corps. La vue s'affaiblit 8 mois après le premier accès Bravais-Jacksonnien. Un an après — amaurose par stase papillaire bilatérale.

Diagnostic : tumeur cérébrale occupant la partie supérieure de la scissure de Rolando. Trépanation quelque temps après : on enlève un endothéliome de la dure-mère correspondant à la région du lobe paracentral et à la partie toute supérieure de la scissure de Rolando.

Pendant 2 ans, à la suite de cette intervention, la malade n'a pas d'accès épileptiformes. En 1906 elle a eu 2 accès.

OBSERVATION II.

De Monsieur le professeur agrégé H. Claude (Inédite).

Lh... Jean-Baptiste, célibataire, âgé de 28 ans, garçon laitier, entre à l'hospice de la Salpêtrière le 11 septembre 1905.

A. H. — Père mort à l'âge de 45 ans d'une « fluxion de poitrine ».

Mère morte à la suite d'un accident. Un frère bien portant, soldat.

A. P. — Bonne santé habituelle. Nie tout antécédent spécifique. Ne toussait pas ces temps derniers, ni amaigrissement, ni sueurs nocturnes, ni hémoptisies. Boit 3 litres de vin par jour (vin blanc le matin ; café et pousse-café ; apéritifs le soir.)

Histoire de la maladie. — Il y aura 3 ans au mois de février 1906, à la fête de Viévic (Côte-d'Or), le malade qui avait bu 5 litres de vin et des apéritifs dansait lorsqu'il perdit brusquement connaissance et tomba. Réveillé une 1/2 heure après dans une salle de café où on l'avait transporté, le malade éprouvait une grande fatigue. Pas de morsure de la langue, pas d'écume à la bouche. Le malade a interrogé ses amis qui lui ont appris qu'il avait eu une période de mouvements convulsifs suivis de convulsions toniques ; il n'avait pas crié.

Le lendemain, il était très dispos. Il s'est reposé attribuant sa crise à l'excès d'alcool absorbé.

Il reprit son travail le soir du surlendemain. Six mois après, dormant dans son lit, le malade a une nouvelle crise d'épilepsie généralisée. Pas de morsure de la langue. Pas d'urine dans le lit. Pas de fatigue le lendemain. Pendant un an il eut une crise environ tous les mois. Puis ces crises se rapprochent, surviennent tous les quinze jours. Elles étaient toujours généralisées.

Il n'y a que six mois que les crises ont changé de caractère : Les crises avec perte de connaissance sont devenues rares, en revanche les crises localisées à la face et au bras droit, rarement avec participation de la jambe droite, sont apparues, elles se produisent plusieurs fois par jour, mais surtout la nuit. La parole est devenue difficile et la fatigue continuelle. Le malade est devenu un peu triste.

La mémoire a diminué, sauf pour les faits anciens. L'attention est diminuée. Il lui arriva d'être négligent chez son patron, il eut des reproches.

Il eut tendance à se croire persécuté. Il devint timide, sombre et taciturne. Il y a trois mois, le malade dut cesser son travail.

A ce moment il s'aperçut que ses doigts n'obéissaient plus à sa volonté, ainsi que le reste de la main. Cette paralysie commença par le pouce et l'index, puis progressivement elle gagna les autres doigts et la main. Elle augmentait à la suite des crises.

Traité par l'iodure de potassium depuis trois mois, le malade n'eut pas d'amélioration.

Le malade entre à la Salpêtrière le 11 septembre 1905.

EXAMEN A L'ENTRÉE. — La face présente un certain nombre de secousses, d'abord peu accentuées, puis de plus en plus rapides. Les muscles convulsés du côté droit dévient la bouche, ferment l'œil et tirent de leur côté les muscles du côté sain. Puis, tandis que les mouvements de la face, qui se localisent quelquefois à la commissure des lèvres, s'atténuent, la main se contracte. Le malade saisit alors sa main convulsée avec sa main saine et à la suite de ce mouvement la crise se termine. Pas de convulsions du bras, ni de l'avant-bras. Ces convulsions se produisent dans les crises plus fortes, et à un degré plus élevé le membre inférieur droit présente aussi des mouvements convulsifs. Dans les crises plus rares, puisque la dernière date du 1er du mois, les convulsions généralisées à tout le côté droit du corps s'accompagnent d'une perte de connaissance complète.

Au contraire, dans les crises partielles le malade reste conscient, il cause et bouge son côté non convulsé. La parole devient lente et maladroite.

Pendant la crise qu'il eut au cours de son interrogatoire le malade n'a cessé de répondre aux questions qui lui furent posées.

Motilité. — *Face.* Les mouvements volontaires s'accomplissent avec énergie. Pas de déviation. Le malade souffle et siffle sans déviation de la bouche.

Cou. — Mouvements volontaires énergiques.

MEMBRE SUPÉRIEUR : *Droit.* — Les mouvements du *bras* sont diminués si on les compare à ceux du côté gauche.

Les mouvements de *l'avant-bras* sont plus faibles que ceux du bras. C'est surtout la pronation qui est atteinte. Les mouvements de la *main* sont si faibles qu'un doigt posé sur la main suffit à les arrêter. Les mouvements spontanés des *doigts* sont impossibles.

Gauche. — La force musculaire est considérable.

Membre' inférieur. — Sauf le mouvement d'adduction, de flexion et d'extension de la jambe sur la cuisse, les mouvements sont plus faibles à droite qu'à gauche.

Les mouvements de flexion dorsale et plantaire du pied sont plus atteints que les autres.

Les mouvements des orteils sont très diminués à droite. Lorsqu'on essaie de rapprocher l'un de l'autre les membres inférieurs écartés et que l'on prolonge l'effort, c'est le membre inférieur droit qui se fatigue le premier.

Marche. — *Latéropulsion droite*. La marche est facile, mais le malade a tendance à se porter à droite, il tomberait à droite, les yeux étant fermés.

Réflexes. *Tendineux* : Rotulien plus fort à droite ;

Achilléen normal ;

Tricipital exagéré ;

Du poignet très exagéré à droite.

Cutanés : Crémastérien exagéré ;

Abdominal faible surtout à droite ;

Massétérien. La recherche de ce réflexe a déterminé une crise d'épilepsie particlle ;

Oculaires normaux.

Sensibilité cutanée. Normale, sauf une légère hypoesthésie de la pulpe des doigts paralysés.

Sens stéréognostique aboli au niveau de la main droite.

Sens des attitudes diminué au niveau de la main droite.

La céphalée est assez violente, localisée à la tempe droite.

Troubles vaso-moteurs accentués.

État intellectuel. — La mémoire des faits anciens est diminuée. L'attention est peu atteinte, le malade répond avec précision aux questions qui lui sont posées, mais il ne répond qu'après un instant de réflexion. Les calculs sont très bien exécutés.

Le malade a tendance à la tristesse, il s'imagine que sa maladie est incurable, il s'isole un peu de ses camarades.

La parole est saccadée, les syllabes explosent de sa bouche.

Le malade a eu un vomissement. Rien à signaler au poumon, ni au cœur.

Le 16 octobre à 7 h. 1/2 du matin pouls à type cérébral.

Dans la nuit du 16 au 17 octobre le malade a eu une crise épileptiforme étendue à tout le côté droit, avec perte de connaissance complète. Étouffement très prolongé au début de la crise.

Nouvelle crise le 17 octobre à midi. Depuis, un grand nombre de crises à type facial ; ses camarades évaluent le nombre des crises à cent par jour. Le 30 octobre le malade est hébété, il répond mal aux questions.

La parésie du côté droit s'est accentuée, l'avant-bras est surtout atteint et les mouvements d'extension de l'avant-bras sur le bras se laissent imprimer avec la plus grande facilité.

Les réflexes sont plus exagérés qu'au début. Trépidation spinale au poignet et signe de Babinski au pied droit.

EXAMEN ÉLECTRIQUE. — Réactions faradique et galvanique bien conservées. Aucune modification de DR dans les muscles de la main, de l'avant-bras, ni du bras.

EXAMEN OCULAIRE. — Stase papillaire bilatérale peu accusée avec hémorragies péripapillaires à droite. OD. OG. V = 1/4. Crises d'obnubilation de la vue. Pas d'hémianopsie. Pupilles normales.

TRAITEMENT. — Du 13 au 25 octobre 1905, 12 injections de biiodure d'hydrargyre.

Le 26 octobre le malade est envoyé à l'hôpital Beaujon, dans le service de M. le professeur agrégé TUFFIER.

OPÉRATION. — Faite par M. le Professeur agrégé TUFFIER, le 4 novembre 1905.

Hémicraniectomie gauche. Section au moyen de l'appareil de Bercut. Ablation complète du volet osseux.

Le malade perd peu de sang.

Incision en croix de la dure-mère qui ne bat pas. L'exploration du 1/3 supérieur de la circonvolution frontale ascendante reste négative. *La tumeur occupe le 1/3 inférieur de cette circonvolution et descend jusqu'à la base du crâne* qu'on doit détruire à la gouge au-dessous du volet osseux, soit à 1 travers de doigt de l'écaille du temporal. On prolonge en bas l'incision de la dure-mère jusqu'à la base du crâne. La tumeur gagne la dure-mère et s'avance en pointe jusqu'à la circonvolution frontale gauche sans la toucher. On circonscrit au bistouri la partie supérieure de la tumeur : au doigt, on constate qu'elle va à 3 cm. de profondeur. On coupe en plein tissu avec les ciseaux pour enlever la tumeur qui a le volume d'une grosse noix.

Résection de toute la partie de la dure-mère envahie ; cette perte de substance constituée, on voit qu'un prolongement de la tumeur s'enfonce dans la profondeur de la circonvolution pariétale ascendante. On fait une incision à part, et le tout est enlevé. Il en résulte une excavation de grosseur d'une mandarine.

Suture au catgut de la dure-mère exactement affrontée, sauf à la partie inférieure. Ligature de deux vaisseaux de la pie-mère au catgut. On met un drain qu'on fait passer à travers la boutonnière de l'orifice inférieur du lambeau. On replace le volet osseux : il existe une perte de substance d'un travers de doigt entre le bord inférieur et le bord supérieur du volet. Suture et agrafes. Ablation du drain. La tumeur enlevée a le volume d'un œuf, elle est allongée, aplatie sur les côtés, avec des points lardacés blanchâtres, sa coloration est rouge, sa surface bosselée ; son aspect macroscopique est celui d'un sarcome conjonctif.

Suites opératoires.

Trois heures après l'opération le malade se réveille et comprend ce qui se passe autour de lui.

Le *5 novembre*. — Pouls 110. Etat général bon. Hémiplégie droite intéressant la face, surtout hémianesthésie très prononcée au niveau des membres, avec perte du sens stéréognostique (autant qu'on peut s'en rendre compte).

Cette anesthésie est beaucoup moins prononcée sur le tronc, le cou et la face.

Les réflexes du poignet et de la rotule sont exagérés. Signe de Babinski très net.

Pas de crises.

Aphasie complète. Le malade ne peut prononcer un seul mot, mais il peut tirer la langue, faire des mouvements des lèvres. Il comprend d'ailleurs tout ce qu'on lui dit et répond convenablement par signe, oui ou non, aux questions qu'on lui pose.

Le *9 novembre*. — Il n'y a plus d'hémianesthésie, sauf quelques troubles de sensibilité profonde aux extrémités. L'hémiplégie n'est plus complète. Le malade est capable d'exécuter des mouvements du membre inférieur et oppose une certaine force. La face est légèrement déviée. La mastication est difficile. Du côté droit les réflexes tendineux sont exagérés. Signe de Babinski.

Clonus de la jambe et du bras. L'aphasie est moins prononcée. Le malade peut dire « oui », pas « non ». Il essaie de prononcer quelques mots intelligibles et peut répéter quelques mots simples qu'on prononce devant lui. Il comprend les caractères écrits et répète à plusieurs reprises « *ben* ».

Pas de crises.

Température 38°

Pansements renouvelés tous les jours. La cicatrisation est presque complète. Il persiste en avant du volet un point par où fait issue de la matière cérébrale avec du liquide céphalo-rachidien.

Le *14 novembre*. — Température 39°.

Le bras est toujours inerte. Le membre inférieur commence à se mouvoir. Sensibilité complètement revenue. Le malade commence à avoir quelques mots à sa disposition. Pas de surdité verbale pour les choses simples. Il comprend les caractères d'imprimerie, mais ne s'intéresse pas à la lecture du journal.

Le *24 novembre*. — Il ne sort plus de matière cérébrale, ni de liquide céphalo-rachidien.

Le *19 décembre*. — La suture du cuir chevelu est excellente. Le malade est renvoyé à l'Hospice de la Salpêtrière.

Pas de crises.

Le *7 avril 1907*, le malade se présente de nouveau dans le service de M. le Professeur agrégé Tuffier.

Déformation de la tête : le malade présente une tumeur sessile du volume de deux poings, en forme d'hémisphère, implantée sur la tête par son plus grand diamètre. Cette tumeur s'étend transversalement du bord supérieur de l'oreille gauche à la suture lambdoïde, et d'avant en arrière de la protubérance temporale gauche au bord postérieur du pariétal gauche. Cette tumeur est très fluctuante et n'est pas animée de battements. En palpant profondément, on perçoit le volet osseux mobile, et une ponction exploratrice ramène du liquide céphalo-rachidien. On pose le diagnostic de récidive de la tumeur.

Opération le 26 avril 1906, faite par M. le Professeur agrégé Tuffier.

Incision semi-circulaire suivant l'ancienne cicatrice. Dénudation d'un kyste non transparent. Tumeur scalpée d'un seul coup. Cette tumeur mise à nu, on constate que le kyste est formé par les méninges seules.

Libération complète des parois du kyste. Ponction évacuatrice d'un liquide citrin.

Le kyste ouvert, on trouve des filets nerveux de substance cérébrale sous forme de longs filaments allant du cerveau à la périphérie du kyste comme des rayons divergents.

On sectionne et on trouve à la partie inférieure et médiane de la cicatrice cérébrale une tumeur dure, rouge, du volume du pouce.

Extirpation.

Résection de la dure-mère. A la partie inférieure de cette perte de substance, on trouve deux autres noyaux, gros comme deux petits pois.

En explorant la cicatrice cérébrale, on pénètre jusque dans les ventricules latéraux et l'on constate que le kyste communiquait avec eux. On place une mèche de gaze au niveau du pédicule de la tumeur. Suture de la paroi du kyste. Suture de la peau.

Ce malade est mort le 6 mai 1906, mais il nous a été impossible de nous procurer le protocole de son autopsie.

2° Destruction ou altération du lobe pariétal.
Congestion de la zone motrice.

OBSERVATION III

Service de Monsieur le Professeur RAYMOND. *Hospice de la Salpêtrière* n° 549 (*Résumée*).

H. 44 ans, mercier, entre à l'hospice en juillet 1900. Il y a un mois, le malade est pris, sans traumatisme, ni autre cause apparente, de céphalées occipitales très violentes, sans vomissements. Nie la syphilis et l'alcoolisme. Hémiparésie gauche ; affaiblissement intellectuel, perte de mémoire. Nystagmus. Réflexes tendineux exagérés ; trépidation épileptoïde légère à gauche.

Léger tremblement intentionnel ; diminution de l'équilibre. Pas de troubles de sensibilité. Par la suite, le malade devient un véritable hémiplégique spasmodique gauche avec trépidation, épileptoïde et s. de Babinski. Les céphalées persistent. Le diagnostic hésite entre la syphilis cérébrale et la sclérose en plaques anormales.

Traitement iodomercuriel intensif.

Août 1900. — Crise de vomissements bilieux.

Septembre 1900. — Myosis. Réflexes pupillaires faibles. Stase papillaire. Cécité. Ouie normale. Apathie.

Octobre 1900. — 2 accès d'épilepsie Bravais-Jacksonnienne de 2 minutes de durée chacune. Type facial et brachial. Localisation à droite.

Ces accès épileptiformes s'accentuent. Aphasie durant une heure. La trépanation est pratiquée par M. le professeur Segond, le 31 janvier 1901.

On trouve une tumeur enkystée, développée aux dépens de la dure-mère, envahissant l'os et comprimant la région rolandique droite.

Mort le 23 mars 1901.

Autopsie : en arrière de la perte de substance osseuse, on trouve dans la pie-mère un gâteau néoplasique très vasculaire *comprimant la substance cérébrale grise et la détruisant en partie*. Méninges adhérentes. Ventricules latéraux très dilatés et remplis de liquide séropurulent. L'examen histologique montre qu'il s'agit d'un *sarcome conjonctif* dure-mérien propagé aux méninges et à l'os.

OBSERVATION IV

Service de M. le Professeur RAYMOND *Hospice de la Salpêtrière*
n° 788 (Résumée).

F. âgée de 73 ans, entre à l'hospice en 1888. Bonne santé jusqu'à l'âge de 54 ans, sauf migraines. Variole en 1890. A l'âge de
57 ans — accès Bravais-Jacksonnien du côté gauche du corps sur-
venant à des intervalles irréguliers. Type brachial, envahissement consécutif du membre inférieur *gauche* et du côté gauche
de la face. Aura : sensation désagréable et indéfinissable dans le
bras gauche. Pas de perte de connaissance. Durée une dizaine
de minutes ; pas de larmes ; pas de vomissements ; pas de miction involontaire. Les accès se répètent tous les 3-4 jours, mais
surviennent quelquefois plusieurs fois dans la journée. Paralysie flasque consécutive aux membres du côté gauche.

Constipation opiniâtre. Pas de troubles visuels évidents.

La malade devient gâteuse et meurt le 30 janvier 1905.

AUTOPSIE : Volumineux sarcome du lobe pariétal droit dont il
occupe toute l'épaisseur et presque toute la hauteur, respectant
complètement la pariétale ascendante, mais présentant autour
une congestion méningée très intense. Cette tumeur présente
avec les méninges des adhérences intimes sur la face externe
du cerveau ; aucune adhérence avec la faux.

Vraie nappe de sang noir dans la pie-mère descendant jusqu'à
la mi-hauteur de la scissure de Rolando.

3º **Tumeurs sous-jacentes ou voisines de la zone motrice.**

OBSERVATION V

de M. le Professeur agrégé H. CLAUDE (*Inédite*).

Mme B., âgée de 30 ans, dame de magasin, entre à l'hospice de la Salpétrière le 6 novembre 1905.

A. H. — Père mort d'un néoplasme abdominal. Mère bien portante. Un frère mort à l'âge de deux ans du croup.

A. P. — Jamais aucune maladie jusqu'à 27 ans. Réglée à 11 ans. Règles toujours régulières. Mariée à 25 ans. A l'âge de 27 ans, après une grossesse physiologique, accouche normalement d'un garçon qui se porte bien actuellement.

HISTOIRE DE LA MALADIE. Environ 2 ou 3 mois après l'accouchement un dimanche matin vers onze heures, en faisant son ménage, la malade fut prise d'abord d'un étourdissement, de douleur vague dans toute la tête, sans localisation spéciale avec sensation qu'elle allait devenir folle. Pas de chute. Durée de la crise : 1/2 minute environ. Vers le mois d'octobre 1902 une *deuxième crise* absolument semblable à la première.

Trois semaines après, *troisième crise* identique.

Progressivement les crises se rapprochaient.

Au commencement de 1903, tous les quinze jours ; à la fin de 1904 tous les jours.

En 1904 les crises prirent un caractère d'irrégularité qu'elles n'avaient pas présenté jusqu'alors. Quelquefois une, deux, trois crises par jour, elle restait d'autres jours sans en avoir. A la fin de 1904, jusqu'à cinq, six crises par jour.

A mesure que les crises se rapprochaient, elles changèrent un peu de caractère. Leur début se faisait toujours brusquement, annoncé par un étourdissement d'abord peu intense, mais qui bientôt s'exagérait. Céphalée violente *généralisée*, avec frayeur de folie imminente. Angoisse et sensation de constriction à la gorge empêchant la malade de dire un mot. Pendant la crise la malade avait entièrement conscience de ce qui se passait autour d'elle et se rappelait tout. A la fin de 1904 céphalées fréquentes, empêchant la malade de dormir.

Traitement : valérianate d'ammoniaque, douches tièdes, électricité ; résultat négatif.

En 1905, crises tous les jours (3 ou 4, 5 ou 6 parfois). Dans l'intervalle des crises douleurs de tête continues, mais par intermittence aussi dans les deux bras, du coude à la main, douleurs plus marquées à gauche. Douleurs très aigues : sensation de broiement des os.

Aucune secousse dans les bras, aucune raideur. Tous les mouvements possibles. Impossibilité d'écrire causée par les douleurs. Sensation d'engourdissement dans la partie inférieure de la joue gauche. Au commencement de 1905 également diplopie intermittente qui dure environ un mois et vision trouble, fatigue extrêmement rapide de l'œil, impossibilité de fixer un objet. Enfin assez fréquemment vomissements sans effort.

Dans les premiers jours d'octobre, la malade eut une grande crise avec chute, perte de connaissance, phase tonique, puis clonique, incontinence d'urine, mais sans morsure de la langue.

Après la crise, sommeil prolongé, grande sensation de fatigue. Revenue à elle, la malade s'aperçoit que tout le côté gauche de la face était comme paralysé.

Depuis, crises fréquentes devenues plus fortes — avec contracture de la moitié gauche de la face et battements spasmodiques de la paupière gauche.

Le début de la crise est nettement facial, puis elle gagne la gorge et les bras, surtout le bras gauche et très légèrement les membres inférieurs. Ensuite sensation de froid.

Depuis la grande crise d'octobre, la vue a baissé progressivement, et depuis 8 jours amaurose totale.

La malade entre à la Salpêtrière le 6 novembre 1905.

Examen a l'entrée.

Ne souffre nullement en dehors des crises.

Caractère de la crise.

Aura : contraction au creux épigastrique et à la gorge avec sensation de frayeur.

Début par la face. — Contraction du côté gauche. La commissure labiale est attirée de ce côté. La paupière supérieure gauche bat continuellement et se ferme quelques secondes. En même temps, mâchonnement. Respiration difficile. Puis tremblement dans les bras et dans les jambes.

Durée. — 1/2 minute environ. Le tremblement des bras après la crise persiste pendant 4 ou 5 minutes.

Légère somnolence consécutive avec mémoire comme embrouillée.

SYSTÈME NERVEUX.

1° MOTILITÉ.

FACE. — Hémiparésie exactement limitée à la moitié gauche de la face. — Domaine du facial inférieur. Le côté gauche semble légèrement avancé par suite de l'effacement des plis.

Parole et mastication difficile. Ne peut ni souffler, ni siffler.

MEMBRES. — Motilité normale.

2° SENSIBILITÉ.

SUPERFICIELLE. — Partout normale, sauf à la face où les trois modes de sensibilité sont altérés.

PROFONDE. — Normale.

3° RÉFLEXES.

TENDINEUX. — Normaux, sauf le réflexe rotulien qui est plus fort à gauche.

CUTANÉS. — Normaux. Pas de Babinski, pas d'Oppenheim.

VISCÉRAUX. — Normaux.

TROUBLES TROPHIQUES.

Nuls.

ORGANES DES SENS.

VISION. — Amaurose complète. Stase papillaire bilatérale (examen par le Dr Galezowski).

OUIE. — Normale à gauche, diminuée à droite. Epreuve de la montre négative à droite.

S. de Weber, positif à droite ; quand on lui parle, la malade tourne instinctivement la tête à droite. Elle dit n'avoir jamais eu d'écoulement d'oreille.

GOUT. — Diminué sur le côté gauche de la langue, sensation de brûlure par un aliment chaud. Sensation gustative désagréable au moment des crises (goût du sang).

ODORAT. — Diminué du côté gauche.

Trépanation par Monsieur le professeur agrégé Tuffier, le 20 novembre 1905.

La tumeur n'a pas été trouvée ; peut-être sentie à la partie inférieure du lobe frontal.

La vue ne s'est pas améliorée. Les crises d'abord ont disparu, puis sont revenues très fréquentes.

Entre à l'hospice de la Salpêtrière pour la seconde fois le 22 août 1906.

Examen a l'entrée.

La malade revient dans un état de torpeur intellectuelle très marquée. Son mari raconte qu'elle a eu chez elle quelques crises après lesquelles elle présentait une aphasie transitoire. Elle se croyait souvent encore à l'hôpital. Elle gâte depuis quelque temps. Elle a toujours une céphalée violente.

Pouls 60. Respiration ralentie. Au-dessus et un peu en arrière de la tempe droite, on note une tumeur de la grosseur d'un œuf animée de battements. Le visage est immobile, un peu boursouf-flé. La commissure labiale est un peu déviée vers la droite.

La malade souffle difficilement, elle a de la peine à montrer ses dents. Parésie de l'orbiculaire des paupières. Les sourciliers ne paraissent pas parésiés ; la malade plisse bien le front.

Organes sensoriels.

L'examen oculaire pratiqué le 14 avril 1906 a montré une atro-phie papillaire bilatérale. Pas de perception lumineuse.

Réflexes tendineux normaux. Réflexes cutanés : le réflexe abdo-minal à droite normal, à gauche aboli.

Sensibilité. — Pas de modification de l'état antérieur. *Force musculaire.* Aux membres inférieurs — diminuée dans les muscles des deux cuisses et des fléchisseurs de la jambe droite.

Aux membres supérieurs normale. Au tronc, au cou, normale.

Troubles trophiques. Atrophie musculaire diffuse, surtout marquée à la cuisse gauche. Éruption papuleuse sur les genoux ; dans le creux poplité ; sur l'abdomen.

Le 27 août. — La malade a eu dans la matinée une crise après laquelle elle est restée plongée dans un état semi-comateux.

Pouls 64.

Le 29 août. — Nouvelle crise dans la nuit. Luxation de la mâchoire inférieure, contracture très intense. Réduction impossi-ble, même sous le chloroforme. La malade peut déglutir.

Le 1er septembre. — Réduction de la luxation.

Le 7 septembre. — A 8 heures du matin, nouvelle crise, mouvements cloniques du bras droit, déviation conjuguée de la tête et des yeux à gauche. La crise se termine par un bâillement qui fait craindre la possibilité d'une luxation de la mâchoire.

A 10 heures, la malade va tout à fait bien. Elle ne se souvient pas des crises.

Pouls 84.

Le 8 septembre. — A 3 heures de l'après-midi, la malade a une nouvelle crise, déviation conjuguée de la tête et des yeux à droite. Durée 5-6 minutes.

Le 9 septembre. — Crise à 6 heures du matin.

Le 28 septembre. — Nouvelle crise.

Le 13 décembre. — Crise le matin au cours de laquelle on a remarqué que les membres n'étaient pas agités, mais que les yeux étaient déviés *à droite*, la paupière droite était animée de battements. Les membres ont été agités dans une crise antérieure.

Le 21 décembre — La malade éprouve dans la matinée deux crises très violentes à 7 h. et à 10 h. *Toute la moitié droite du corps est le siège des mouvements.* La crise dure environ 2-3 minutes ; pendant la crise la malade ronfle.

Le 27 décembre. Elle répond aux questions qu'on lui pose.

Depuis qu'elle est de retour à la Salpêtrière, nombreux bâillements qui ont occasionné plusieurs fois la luxation de la mâchoire, réduite toujours difficilement.

MOTILITÉ. — Membres supérieurs et inférieurs normale.

FACE. — Orbiculaire des paupières intact, la malade ferme bien les yeux, impossibilité de siffler et souffler.

Ne parle pas, ne comprend rien.

SENSIBILITÉ. — Au tronc normale.

FACE.— Il semble que la malade réagisse davantage, lorsqu'on la pique du côté droit. En tout cas, elle sent des deux côtés.

Aux membres supérieurs — sensibilité normale.

Aux membres inférieurs — légère hyperesthésie à gauche. A droite à l'excitation de la plante du pied flexion des orteils. Exagération de la concavité de la voûte plantaire qui persiste longtemps après la disparition de l'excitation.

RÉFLEXES. — *Rotulien* existe des deux côtés. Babinski à gauche. Oppenheim positif à gauche.

ORGANES DES SENS. — *Œil*. Peu de mouvements. Amaurose complète. Autres sens — aucun renseignement ne peut être fourni par la malade.

Le 30 janvier. — Elle a dans le mois de janvier trois crises.

Ces crises ont été totales ; on ne sait pas si elles ont débuté par un côté. La bouche était tournée du côté droit, la tête et les yeux regardant du côté droit. A la fin de la crise, la tête se tourne du côté gauche.

Les mouvement cloniques généralisés ont duré chaque fois un quart d'heure. Etat de stertor ensuite. Pas de morsure de la langue, miction involontaire. La mâchoire se luxe fréquemment au moindre baillement. L'état général est de plus en plus mauvais.

Une escharre sacrée très large avec température élevée.

L'injection de la tuberculine faite à la fin de décembre n'a pas provoqué une élévation de température. Seize jours après l'élévation thermique est survenue (39° 5, 40° pendant deux jours).

Des escharres multiples se sont formées aux genoux, aux coudes, etc...

Le 13 novembre. — Température 39, 4.

Le 14 novembre. — Température 38, 6. La malade meurt le 14 novembre 1907.

Autopsie. — *Gliome de l'hémisphère gauche*. Tumeur molle occupant la partie interne du lobe frontal et venant affleurer la face interne du lobe ainsi que sa face inférieure. Légère saillie au niveau du chiasma optique qui est englobé et comprimé par la tumeur et les méninges concomitantes. Sur une coupe du cerveau, la tumeur touche la région antérieure du noyau lenticulaire. Elle devait faire saillie dans le ventricule moyen, refouler le corps calleux et l'hémisphère du côté opposé sur lequel on trouve le foyer de ramollissement à la partie interne et inférieure du lobe frontal.

Une coupe faite directement au-dessus du corps calleux montre que la tumeur n'envahit pas le centre ovale ; on constate qu'elle fait saillie dans le ventricule latéral où elle constitue un gros noyau hématique. D'ailleurs le centre de la tumeur présente quelques hémorrhagies çà et là.

C'est surtout le noyau caudé qui est détruit, la couche optique ne paraît pas être intéressée par la tumeur.

OBSERVATION VI

*Service de **M**. le Professeur Raymond. Hospice de la Salpêtrière N° 137 (Résumée).*

F. âgée de 39 ans, entre à l'Hospice, le 2 décembre 1896.

A. H. Mère morte d'hémiplégie à 56 ans.

7 sœurs mortes en convulsions.

Père mort subitement à l'âge de 57 ans. Éthylique.

A. P. Née à 7 mois. Réglée à 11 ans. A eu 6 enfants, pas de fausses couches, 2 enfants vivants. Depuis 3 ans, céphalées occupant *le côté droit du crâne* et accompagnées de vertige, titubation, chute, mais sans perte de connaissance. Sans pouvoir préciser la date de l'apparition de ce syndrome, la malade raconte que bien souvent elle ressentait de l'engourdissement et des fourmillements dans son membre supérieur gauche, cette sensation remontait à l'épaule et disparaissait. Le 2 septembre 1896 — accès d'épilepsie Bravais-Jacksonnienne. Type facial ; propagation consécutive aux membres du côté gauche.

La malade perd connaissance et tombe. *Le lendemain* — face déviée à gauche, parole embarrassée. Marche facile, ainsi que les mouvements du bras gauche. Deux mois plus tard — maux de tête localisés *du côté droit* du crâne, depuis l'arcade sourcilière jusqu'à la région temporale. Durée 8 jours ; marche difficile ; vomissements, vertiges. La malade entre à l'hospice.

Examen à son entrée. — Langue déviée à gauche. Facial supérieur respecté. Parole légèrement embarrassée. Titubation légère. Le membre supérieur gauche est moins habile pour les mouvements usuels. Troubles de sensibilité occupant la face, les membres et le tronc *du côté gauche* et portant sur les sensations douloureuses et thermiques. Goût et odorat normaux. Vision et réflexes oculaires normaux. Les réflexes tendineux sont forts, surtout à gauche mais il n'y a pas de trépidation spinale.

Le 10 Décembre délire, agitation. Le 12 Décembre, crises linguales. Le 18 Décembre, coma. Le 21 Décembre, pouls 180, température 40°,8. Mort.

Autopsie : Gliosarcome, gros comme un œuf de poule, sous-jacent aux circonvolutions motrices qui sont tendues, déplissées, soulevées par la tumeur. La tumeur s'avance dans le lobe frontal et atteint le lobe occipital. La dure-mère est adhérente au niveau de la F 3 et de la frontale ascendante.

OBSERVATION VII

*Service de **M**. le Professeur Lapinski (Inédite)*

H. 16 ans. Menuisier. Entre à la Clinique des maladies nerveuses le 16 février 1906. Faiblesse générale (membres supérieurs, thorax, dos, membres inférieurs), sauf la face. Cette asthénie est constante. Tremblement émotif des membres inférieurs ; tremblement intentionnel du membre supérieur gauche.

Convulsions cloniques des membres, du côté gauche : sans perte de connaissance, ni miction, avec contracture consécutive. Ces accès se répètent plusieurs fois par jour.

Sensation de compression dans la tête, au niveau des tempes et de la région pariétale.

Douleurs continuelles dans la tête (région pariétale, tempes, nuque). Douleurs cervicales, intercostales, dorsales, articulaires (cou, épaule, hanche). Ces sensations douloureuses gênent les mouvements du cou et des membres ; elles s'accompagnent de larmoiement et de nausées ; antérieurement elles s'accompagnaient de vomissements.

La vision est affaiblie des deux côtés (étincelles, mouches volantes). L'ouïe est normale. Pas de bourdonnements, pas de vertiges. Lorsque le malade regarde avec ses deux yeux, les objets lui semblent en mouvement ; mais dans le regard de côté, lorsque le malade ne peut regarder l'objet qu'avec son œil correspondant, cet objet cesse de se mouvoir.

La marche est un peu difficile. Le malade perd l'équilibre en se tenant debout.

Le malade est triste.

A. H. Père paralysé.

A. P. A eu la scarlatine. Pas de syphilis. Il y a 3 mois, douleur dans le bras droit. Quinze jours plus tard, douleur de tête et diplopie. Les bras perdent leur force, et le malade abandonne son travail.

A plusieurs reprises — convulsions dans le bras droit. Il y a 15 jours, le malade a eu 2 fois des convulsions dans le bras et la jambe gauches ayant duré une minute et demie.

Le malade ne peut rester couché à cause des douleurs des muscles abdominaux. Nausées fréquentes. A eu des vomissements. Affaiblissement de la force musculaire dans les membres supérieurs et inférieurs.

La langue tremble très légèrement.

Le réflexe buccal est éxagéré. Le réflexe abdominal est exagéré aussi à droite ; à gauche il est absent (r. supérieur et inférieur).

Réflexe crémastérien exagéré. Les réflexes palmaire, plantaire et rotulien sont abolis.

R. tricipital exagéré à gauche. R. bicipital exagéré des deux côtés. R. du supinateur exagéré des deux côtés. R. du tendon d'Achille plus faible à gauche.

La sensibilité à la douleur est légèrement augmentée sur tout le corps ainsi que la sensibilité à la température.

Troubles du sens stéréognostique dans le membre supérieur gauche. En se basant sur ces faits, on suppose l'existence d'une tumeur localisée dans le lobe pariétal droit, à la limite postérieure de la scissure de Rolando.

Stase papillaire bilatérale. La vision est considérablement diminuée. La mémoire est affaiblie ; l'attention et l'association des idées sont diminuées. Le malade est apathique.

Le 18 février 1906. — Le matin, apparaissent des nausées et des vomissements. Vertiges, Céphalée. Vers 10 heures — convulsions cloniques dans le bras gauche. A l'épaule et au cou il n'éxiste que des convulsions toniques.

1 ou 2 minutes après le début de l'accès — spasme tonique de la jambe gauche (surtout des fléchisseurs) sans convulsions dans le pied gauche. Tête deviée à gauche.

Les pupilles se sont modifiées : la gauche s'est dilatée d'abord, ensuite la droite.

L'ouïe a baissé. Les convulsions du bras gauche avaient le caractère des secousses cloniques. Durée de l'accès 10 minutes, et ensuite le bras gauche est resté paralysé.

Au moment de l'accès le pouls était à 120, arythmique. Le bras reprit ses mouvements au bout de 2 heures.

Le 15 mars 1906. — Trépanation dans la région pariétale, à la limite postérieure de la scissure de Rolando. Forte propulsion des masses cérébrales entre les lèvres de la plaie. Le chirurgien ne put y découvrir la tumeur supposée. La plaie opératoire se ferme par première intention.

A la suite, disparition de la stase papillaire et rétablissement de la vision normale. Hémiplégie gauche avec atrophie de la main.

Accès épileptiformes très fréquents du côté gauche du corps. Le malade meurt un mois plus tard d'une méningite purulente.

Autopsie. — Fibrosarcome du lobe pariétal droit à la limite postérieure de la partie moyenne de la scissure de Rolando. La tumeur est de la grosseur d'un œuf de pigeon. Une petite tumeur dans la substance blanche du lobe pariétal de l'hémisphère.

Fibrosarcome dans le poumon gauche et dans le colon ascendant.

4° Tumeurs centrales siégeant loin de la zone motrice.

OBSERVATION VIII

Service de M. le professeur Raymond. Hospice de la Salpêtrière n° 551 (Résumée).

F. âgée de 36 ans, blanchisseuse, entrée à l'hospice le 18 septembre 1900.

A. H. Père éthylique. Mère hystérique. 8 enfants dont 4 morts en bas-âge.

A. P. Nie la syphilis. A eu 6 grossesses à terme. Éthylisme avoué avec stigmates. Bonne santé jusqu'en 1897. Affaiblissement de la vision en 1898. Malgré le traitement mercuriel, l'amaurose devient complète au bout de 3-4 mois. Céphalées. Vertiges. Surdité progressive et bilatérale. Constipation. Vomissements.

Épilepsie Bravais-Jacksonnienne en juillet 1900. Durée de la crise 1-2 minutes. Pas de type fixe, début tantôt par la face, tantôt par le bras, tantôt par la jambe, mais *toujours du côté droit.* Pas de miction. Pas de perte de connaissance. Pas de paralysie. La malade entre à l'hospice.

EXAMEN A SON ENTRÉE. Etat apathique. Céphalées frontales localisées au côté gauche.

Hémiplégie motrice droite (jambe, bras, facial inférieur). Réflexes tendineux exagérés. Trépidation spinale à droite.

Hyperesthésie cutanée sur tout le côté droit, surtout aux membres.

Nystagmus. Paralysie associée des mouvements de latéralité des yeux vers la droite. Mydriase. Immobilité pupillaire. Amaurose. Atrophie papillaire postnévritique.

Titubation cérébelleuse très nette.

Goût et odorat diminués.

Mort le 31 mars 1901.

Autopsie : Sarcome de la région cérébello-protubérentielle. La tumeur a refoulé le cerveau et la protubérance. Ostéopose considérable au voisinage de la tumeur. Grosse hydrocéphalie ventriculaire.

OBSERVATION IX.

*Service de M. le Professeur Raymond. Hospice de la Salpêtrière.
N° 633.* (Résumée)

H. 45 ans, employé d'usine, entre à l'hospice le 29 avril 1902.

A. P. Ethylisme. Fièvre thyphoïde il y a 8 ans, durée 2 mois. Depuis, lassitude dans les membres inférieurs et céphalalgies.

Le 25 décembre 1901. — Accès épileptiforme nocturne, avec perte de connaissance durant 1 heure, morsure de la langue, miction involontaire. A la suite, embarras de la parole.

Nouvel accès le lendemain.

Albuminurie légère. Le 1er janvier 1902, perte de connaissance. Aphasie et agraphie disparaissant progressivement. Céphalées pénibles localisées dans la région temporale et orbitaire gauche. Ces douleurs surviennent par crises plusieurs fois par jour.

Embarras passager de la parole.

Le 28 avril 1902. — Vomissements.

Le 5 mai 1902. — Parésie faciale droite. La pupille droite est plus dilatée que la gauche. Réflexes tendineux sont exagérés à droite.

Diminution de la force musculaire aux membres supérieur et inférieur droits. Légère trépidation épileptoïde. Surdité verbale augmentant progressivement. Somnolence le 12 mai.

Le 14 mai 1902. — Accès épileptiforme. Le malade meurt sans avoir repris connaissance. Pouls avant la mort 52.

Autopsie. — Gliosarcome de l'hémisphère droit. Grosse hydrocéphalie ventriculaire. Petit nodule sarcomateux en arrière du chiasma optique.

OBSERVATION X.

De M. le Professeur Raymond. Académie de Médecine 1901. (Résumée).

F. 36 ans. Pas d'antécédents pathologiques. Pas de syphilis.
Depuis 1878, diminution progressive de la vision, vertiges, vomissements, céphalées. Névrite optique œdémateuse.
En juillet 1900. — Accès épileptiforme du côté droit. Hémiplégie motrice droite, avec contracture progressive, exagération des réflexes tendineux, signe de Babinski. Paralysie des mouvements associés des yeux vers la droite. Paralysie faciale periphérique droite. Kératite neuroparalytique du même côté. Mort.
Autopsie. — Fibrosarcome comprimant la face inférieure de la protubérance et les nerfs craniens à ce niveau.

En résumé nous voyons que trois fois sur dix l'épilepsie Bravais-Jacksonnienne a permis de localiser exactement le siège de la tumeur (Obs. I, II et VII), mais dans l'observation VII la trépanation était en somme inutile et la localisation reconnue exacte seulement à l'autopsie. Donc, dans deux cas sur dix l'épilepsie Bravais-Jacksonnienne a pu servir de signe d'intervention.

Dans trois cas sur ces dix observations l'épilepsie Bravais-Jacksonnienne pouvait s'expliquer seulement par une forte congestion de voisinage (Obs. III. IV et V).

Dans l'observation IV la tumeur *respectait complètement la région rolandique*, mais elle siégeait dans le lobe pariétal du côté opposé à l'épilepsie partielle. Dans l'observation III au contraire, la tumeur siégeait *du même côté que l'épilepsie partielle, dans la région rolandique droite, comprimant et détruisant partiellement la substance grise.* La cause déterminante de l'accès épileptiforme n'était donc pas dans l'écorce droite, d'autant moins que la destruction partielle de cette écorce avait déterminé *l'hémiplégie spasmodique des membres gauches*. Les méninges sarcomateuses, adhérentes, l'os envahi par le néoplasme, les ventricules latéraux dilatés et remplis de liquide séro-purulent suffisent pour produire une *congestion intense de l'écorce gauche*, et c'est cette congestion qu'il faut regarder, croyons nous, comme cause des accès Bravais-Jacksonniens *à droite*. Le même mécanisme, avec de la compression en plus, doit, pensons-nous, être admis pour l'observation V où *le glio-sarcome siégeant dans l'hémisphère gauche refoulait l'hémisphère du côté opposé sur lequel on trouvait un foyer de ramollissement à la partie interne et inférieure du lobe frontal*. Les accès épileptiformes siégeaient *à gauche, du côté de la tumeur*. Nous pourrions faire la même remarque que pour l'observation IV, au sujet de l'observation VII : le fibro-sarcome occupait le *lobe pariétal droit*, et c'est probablement une forte congestion de voisinage qui déterminait les accès Bravais-Jacksonniens *à gauche*. Cette observation VII nous intéresse parce que la tumeur occupait aussi *la substance blanche*, sous-jacente à la région rolandique. Dans l'observation VI les accès Bravais-Jacksonniens typiques étaient occasionnés par une *tumeur profonde, sous-jacente aux circonvolutions motrices*.

Enfin dans quatre observations sur dix (obs. V, VIII, IX, X), la tumeur était centrale et *située loin de la zone motrice*.

Dans l'observation VIII la tumeur occupait *la région cérébello-protubérantielle*, nous ajouterons aussi qu'il existait une grosse hydrocéphalie ventriculaire. Dans l'observation IX le gliosarcome occupait *l'hémisphère droit* ; il existait un petit nodule sur la *bandelette optique.* Grosse hydrocéphalie ventriculaire.

Nous ferons observer que les sujets de ces deux dernières observations étaient des alcooliques avérés.

Disons en outre que dans l'observation IX les accès épileptiformes se rapprochaient beaucoup des attaques de mal comitial (miction involontaire, morsure de la langue, perte de connaissance, généralisation d'emblée. Nous pouvons en dire autant de l'observation II, au début de la maladie les crises étaient généralisées.

Dans l'observation X le fibrosarcome *comprimait la face inférieure de la protubérance et les nerfs craniens à ce niveau.* Dans l'observation V *le gliosarcome occupait le noyau caudé.*

L'accès épileptiforme était localisé du *côté droit* du corps et suivi de paralysies.

Donc, dans 8 cas sur 10, en trépanant d'après l'étude clinique attentive de l'accès Bravais-Jacksonnien, *le chirurgien n'aurait point trouvé de tumeur.*

II

Etude critique de quelques observations antérieures.

Nous croyons avoir suffisamment insisté sur la valeur séméiologique de l'épilepsie Bravais-Jacksonnienne dans la première partie de cette étude (chapitre III) pour ne plus y revenir ici. Nous ne pouvons passer sous silence en commençant ce nouveau chapitre les travaux tous récents (1906-1907) de M. Pierre Marie qui parlent contre les localisations corticales admises et mettent en doute jusqu'à la valeur de la circonvolution de Broca. Nous désirons maintenant étudier plus longuement quelques observations publiées récemment et qui nous conviennent particulièrement à cause de la grande précision dans la description des accès Bravais-Jacksonniens. Dans l'observation de M. Crouzon (1902) l'épilepsie Bravais-Jacksonnienne revêtait le *type facial*, avec début par la commissure *gauche* des lèvres ; les convulsions envahissaient *le bras gauche et la jambe gauche*. Se basant sur cet accès typique, la trépanation est pratiquée par M. Tesson qui *ne trouve rien d'anorma dans la région rolandique droite*. Mort trois heures après l'opération. A l'autopsie on trouve, au niveau *de la pointe du lobe temporal droit, une plaque de méningite chronique* examiné histologiquement par M. Milian.

Dans l'observation de MM. Lemoine et Mayer (1903) l'accès était aussi net et *revêtait le type brachial du côté droit.* La trépanation est entreprise par M. Depage sans qu'il trouve la tumeur. Mort trois jours après. L'autopsie montre *au niveau de la face ventrale de l'hémisphère cérébelleux droit* une tumeur (gliome avec dégénérescence sarcomateuse périvasculaire) du volume d'un œuf de poule, comprimant et refoulant la face ventrale du lobe quadrilatère antérieur, le flocculus et le lobe digastrique. Le bulbe et la protubérance sont aussi légèrement refoulés. Le pédoncule cérébelleux moyen est refoulé à ce point que sa direction est dorso-ventrale.

Dans le cas de Mac Connell (1906) l'épilepsie Bravais-Jacksonnienne se localisait *au côté droit de la face* avec parésie consécutive et sans perte de connaissance. Guérison par ablation d'une *tumeur superficielle* occupant le pied de la F^2 , empiétant sur la moitié inférieure de la F^1 et légèrement sur F^3 et sur la prérolandique.

Dans le cas de MM. Cestan et Lejonne (1901) les accès débutent toujours par de l'anarthrie, ensuite la face est le siège des convulsions, puis le bras et la jambe *droits*. Pas de perte de connaissance, hémiplégie droite consécutive. Mort. L'autopsie montre une tumeur (sarcome) encapsulée *du lobe frontal gauche*, du volume d'une orange. Méninges adhérentes. La tumeur envahit les 2/3. de la F^1, la F^2, et le pied de la F^3. Elle cache la frontale ascendante. Elle est à 4 mm. de la scissure de Rolando en haut et de 2 cm. en bas. A la partie interne de l'hémisphère gauche, la tumeur s'étend depuis le tiers antérieur du lobule paracentral jusqu'au tiers de la F^1 , comprimant les circonvolutions frontale interne et celle du corps calleux. Noyau secondaire à la partie supérieure de la F^1 et de la frontale interne du côté droit. Dilatation du troisième ventricule et des ventricules latéraux.

Voici maintenant, en résumé, les cinq observations de BONHOEFFER (1906).

Dans la *première* observation l'épilepsie Bravais-Jacksonnienne occupe tout le *côté gauche du corps*, elle débute par la face, envahit le bras et la jambe. Déviation conjuguée de la tête et des yeux *à gauche*. Paralysie (hémiplégie gauche) consécutive.

A l'autopsie : hémorragie dans le muscle temporal droit ; fracture du crâne *à droite*, le trait passant par le temporal et le pariétal ; caillot sanguin gros comme un poing entre la dure mère et l'os ; compression très considérable des circonvolutions occipitales, pariétales et centrale qui sont effacées. A l'endroit le plus comprimé on constate, à la coupe, une bouillie sanguine. Hémorragies de la pie-mère. Pachyméningite interne légère à droite. Petites hémorragies dans l'écorce des deux lobes temporaux au niveau de leur pointe.

Dans la *deuxième* observation on note des accès de courte durée d'épilepsie Bravais-Jacksonnienne avec déviation des yeux *à droite*, secousses de la face, du bras et de la jambe *droits*. L'accès se termine par de légères secousses dans la *jambe gauche*. Mort. L'*autopsie* montre *à droite* un trait de fracture sur le temporal et le sphénoïde. Hémorragies superficielles *à droite* entre la pie-mère et la dure-mère. *A gauche*, grosse masse cruorique à l'ouverture de la dure-mère. Masses semblables adhérentes *au lobe sphénoïdal gauche*. Au centre du lobe temporal gauche grande cavité remplie d'une bouillie cruorique et formée en partie par la substance cérébrale. Nombreuses hémorragies autour.

Dans la *troisième* observation l'épilepsie Bravais-Jacksonnienne revêt le *type crural* ; elle débute par le *pied gauche*. Déviation de la tête et des yeux *à gauche*. Secousses cloniques *du membre supérieur gauche*. Durée de l'accès, dix minutes. Diminution de la sensibilité à gauche. Mort.

A l'autopsie on trouve une couche de pachyméningite hémorragique de 3 mm. d'épaisseur sous la dure-mère *à droite*. Grosse cavité remplie de bouillie cérébrale dans l'épaisseur du lobe sphénoïdal. Communication avec la corne inférieure.

Dans la *quatrième* observation les accès Bravais-Jacksonniens revêtent le *type brachial* et, débutent par la main gauche, envahissent progressivement la face et quelquefois aussi la jambe *gauche*. Paralysie motrice consécutive.

Diminution de la sensibilité du côté *gauche* du corps.

Trépanation au niveau de la circonvolution centrale du côté opposé : on vide un *grand abcès sous-dural*. Pie-mère sans adhérences. Dans quelques jours mort par méningite.

Enfin dans la *cinquième* observation les accès, très fréquents, duraient quelques secondes et revêtaient le *type brachial* commençant par le *bras droit*, envahissant la jambe du même côté, puis la face. Déviation de la tête et des yeux à droite. Pas de perte de connaissance. Trépanation au niveau de la circonvolution *centrale gauche* : rien d'anormal extérieurement. La ponction fait sortir 50 cmc. de liquide clair. On excise un fragment de l'écorce qui se montre normale au microscope.

Les accès deviennent de plus en plus fréquents, envahissent *d'abord le côté gauche* du corps. Mort. A *l'autopsie* on trouve une dilatation modérée des ventricules latéraux

et de la corne postérieure ; le quatrième ventricule
semble aussi dilaté. Le contenu est clair et transparent.

Nous rappelons maintenant les observations citées par
notre maître, M. le professeur RAYMOND, dans ses leçons
cliniques. Ces observations ont la valeur d'expériences
physiologiques sur l'homme.

Nous ne résumons pas ici ces observations, l'épilepsie
Bravais-Jacksonnienne étant d'origine traumatique et non
due aux tumeurs célébrales. Ces malades ne présentaient
pas d'autres symptômes de tumeurs cérébrales. Ce qui
nous oblige à rappeler ces observations, c'est qu'après la
trépanation, indiquée et localisée par le caractère de l'é-
pilepsie Bravais-Jacksonnienne dans chaque cas, les
auteurs provoquaient des accès épileptiformes par l'excitation électrique de l'écorce.

La « zone épileptogène » étant ainsi délimitée, les chi-
rurgiens en faisaient une ablation aussi complète que
possible.

Or, dans le cas de HORSLEY (1896) les accès ne furent
supprimés que pour quelque temps ; dans les cas de SACHS
et GERSTER (1896), de NANCRÈDE (1888 et 1896), de DOYEN
et RAYMOND, de PARKER et GOTCH (1893), D'ESKRIDGE (1894),
de BENDA (1891), les accès réapparurent après une suppression ou une diminution de fréquence plus ou moins
longue.

Citons encore quelques observations récentes où les
accès Bravais-Jacksonniens furent notés d'une façon
moins précise. Dans ce cas de FERRAND, SIMON et GALLAIS
(1906) l'épilepsie partielle siégeait du côté droit du corps
et fut remplacée, après la trépanation faite par M. CHIPAULT,
par une hémiplégie droite. Mort. L'*autopsie* montre un
sarcome fuso-cellulaire siégeant au-dessus de *la F* [1] *gau-*

che comprimée. Le pôle postérieur de la tumeur était séparé de la scissure de Rolando par un intervalle de 2 cm. au moins.

Dans l'observation de M. le professeur Raymond MM. Alquier et Courtellemont (1904) les crises épileptiformes généralisées revêtaient plutôt l'aspect clinique des attaques de mal comitial, avec morsure de la langue, écume à la bouche, perte absolue de connaissance. Mort. A *l'autopsie, un kyste dermoïde du lobe frontal droit*, détruisant en partie le noyau caudé, empiètant sur la partie antérieure de la capsule interne. Les ventricules sont dilatés. Plusieurs petits nodules sur les méninges molles et sur l'arachnoïde spinale.

Un aspect clinique analogue revêt l'accès épileptiforme dans l'observation de M. le professeur Dieulafoy (1901). Le malade a perdu connaissance et s'est mordu la langue. Dans sa deuxième attaque le caractère Bravais-Jacksonnien est plus net : début par *le bras droit*, puis la *jambe droite*, déviation consécutive de la face et de la langue *à droite*, paralysie flasque des membres du même côté. Diminution de la sensibilité du côté droit du corps.

Pas de perte de connaissance. Mort. Les circonvolutions rolandiques sont « *absolument saines.* » Tumeur gommeuse cérébro-méningée occupant le *lobe frontal gauche* (tiers antérieur des F¹ ,F ² et F ³.)

Dans l'observation de Kroenlein (1901) l'épilepsie Bravais-Jacksonnienne siègeait *à gauche.*

On trépane la région temporo-pariétale *droite* et on ne trouve *rien* ; l'excitation électrique des circonvolutions pré et rétro-rolandiques fut *négative*. Mort un an après la trépanation. L'autopsie montre un sarcome fuso-cellulaire occupant l'écorce de la *région temporo-pariétale droite et*

la couronne rayonnante. Dans le cas de Chabert (1904) l'é-
pilepsie Bravais-Jacksonnienne se localisait au *côté
gauche du corps.* Mort. A l'autopsie on trouva un ramollissement cortical étendu intéressant le *lobe frontal
droit.* Méninges adhérentes.

Dans le cas de Gaudier (1905) les accès d'épilepsie partielle s'expliquaient, chez un enfant atteint de suppura-
tion chronique de l'oreille, par l'existence d'une plaque
de méningite au-dessus du toit de la caisse du tympan.
Les adhérences furent disséquées, et l'enfant guérit.

Si nous reprenons maintenant une à une les observations qui viennent d'être citées, nous voyons que sur quinze
cas *une seule fois* l'épilepsie Bravais-Jacksonnienne a
permis de localiser exactement le siège de la tumeur et
d'intervenir utilement pour le malade.

Nous voulons parler de l'observation de Mac Connell
(1906) où l'épilepsie partielle était localisée *au côté droit
de la face* et où une trépanation du côté opposé fit découvrir *une tumeur superficielle* occupant *le pied de F* ^{2},
un peu *la moitié* inférieure *de F* ^{1}, encore un peu moins
F ^{3}, *et la région prérolandique.* Après l'ablation de cette
tumeur le malade guérit.

Cette observation peut-être considérée comme typique et favorable à la doctrine des localisations cérébrales.

Dans l'observation de Kronlein (1901) les caractères
cliniques de l'épilepsie Bravais-Jacksonnienne ont permis également de localiser approximativement le siège
de la tumeur ainsi que le fit voir l'autopsie, mais la trépanation n'avait pas encore amené la découverte de la
tumeur, les circonvolutions de la région temporo-pariétale *droite* (épilepsie partielle siègeait *à gauche*) présentaient leur aspect normal, et l'excitation électrique était

négative. Il importe de relever tout particulièrement ce dernier fait. En somme, dans ce cas c'est une *tumeur profonde* (couronne rayonnante), sous-jacente à la région temporo-pariétale qui a donné lieu à des accès de l'épilepsie Bravais-Jacksonnienne.

Nous mettons à part l'observation de MM. RAYMOND, ALQUIER et COURTELLEMONT (1904), où l'autopsie a montré l'existence d'un kyste dermoïde *dans le lobe frontal droit*. En effet, le diagnostic du siège était impossible à cause des caractères cliniques des accès épileptiformes qui se rapprochaient *des attaques de mal comitial*.

Dans quatre cas sur quinze les caractères cliniques des accès Bravais-Jacksonniens auraient guidé le chirurgien d'une façon inexacte ; l'autopsie a, en effet, montré qu'il s'agissait bien d'une tumeur cérébrale, mais d'une tumeur dont le siège n'avait rien à voir avec la zone motrice corticale.

Dans l'observation de LEMOINE et MAYER (1903) on avait nettement observé le *type brachial* de l'épilepsie partielle du *côté droit*. La trépanation au niveau de la zone motrice *gauche* n'a rien fait voir à M. DEPAGE, puisque la tumeur siègeait au niveau de *la face ventrale de l'hémisphère cérébelleux droit*. Ce gliome, du volume d'un œuf de poule, comprimait et refoulait les parties avoisinantes et devait certainement provoquer *des troubles congestifs à distance*.

Dans l'observation de MM. CESTAN et LEJONNE (1901) l'épilepsie partielle siègeait *à droite* et débutait *par la face*, envahissant *les membres* du même côté. Or, le gros sarcome trouvé à l'autopsie occupait *le lobe frontal gauche*.

La dilatation ventriculaire est à noter dans cette observation. Le sarcome trouvé à l'autopsie par MM. FERRAND,

Simon et Gallais (1906) comprimait la F^1 *gauche* et était séparé du sillon de Rolando par au moins 2 cm. d'intervalle. La trépanation pratiquée par M. le Dr Chipault ne fit point découvrir la tumeur.

Enfin dans l'observation de M. le Professeur Dieulafoy (1901), la gomme cérébro-méningée occupait *le lobe frontal gauche*, tandis que les accès Bravais-Jacksonniens *débutaient par le bras droit*, passaient au membre inférieur, puis à la face.

Nous voyons que dans trois sur quatre de ces cas la tumeur occupait le *lobe frontal*. Cette fréquence a déjà été notée par M. le Professeur Raymond. Enfin dans huit sur quinze observations citées, malgré l'épilepsie Bravais-Jacksonnienne nettement caractérisée au lit du malade, *il n'existait point de tumeur cérébrale*. Ici encore l'épilepsie partielle n'était pas un signe d'intervention. En effet, pratiquée dans les cas de M. Crouzon (1902) et dans deux cas de Bonhœffer (1906), elle a montré que la région rolandique du côté opposé à l'accès épileptiforme était normale ou comprimée par un abcès sous-dural (4° observation de Bonhœffer). Cette dernière observation aurait même pu être citée en faveur de l'épilepsie Bravais-Jacksonnienne, comme signe de localisation, dans ce sens seulement que l'abcès comprimait la région rolandique, car l'écorce n'était pas altérée et la pie-mère était sans adhérences.

Sur les huit cas qui nous occupent la guérison fut obtenue une seule fois (Obs. de Gaudier 1905) ; il s'agissait *d'une plaque de méningite au-dessus du toit de la caisse du tympan*.

Dans les 7 autres cas l'autopsie fit voir : une *plaque de méningite chronique* au niveau de la *pointe du lobe temporal droit* (Crouzon) ; une *fracture du crâne, gros caillot sanguin* entre la dure-mère et l'os *comprimant les circon-volutions occipitales, pariétales et centrale, pachy-méningite, hémorragies de la pointe des deux lobes temporaux* (Obs. I de Bonhœffer) ; une *fracture de la base du crâne, hémorragies méningées,* surtout au niveau du *lobe sphénoïdal gauche, grande cavité remplie de caillots et de substance cérébrale dans l'épaisseur du lobe temporal gauche* (Obs. II de Bonhœffer) ; *une pachyméningite hémorragique à droite,* grande cavité remplie de bouillie cérébrale *dans l'épaisseur du lobe sphenoïdal* (Obs. III de Bonhœffer); *un abcès sous-dural* dans la région *rolandique droite* (Obs. IV de Bonhœffer) ; *une hydrocéphalie ventriculaire* (Obs. V de Bonhœffer) ; un ramollissement étendu occupant le lobe frontal droit.

Dans ces huit cas négatifs l'épilepsie Bravais–Jacksonnienne n'était ni un signe de localisation, ni un signe d'intervention.

En joignant maintenant à ces quinze observations les dix observations étudiées dans le chapitre précédent, nous obtenons vingt-cinq observations d'épilepsie Bravais-Jacksonnienne. En se basant sur les caractères de cette épilepsie, on a pu faire le diagnostic topographique de la tumeur cérébrale trois fois. Dans quatorze cas, il y avait bien tumeur cérébrale, mais elle n'occupait pas la région rolandique (sous-jacente, frontale, pariétale ou tout à fait éloignée, cérébelleuse).

Dans huit cas il y avait tout autre lésion qu'une tumeur cérébrale (hydrocéphalie, méningite, ramollissement, fracture du crâne, abcès). L'ensemble des faits que nous venons d'étudier semble indiquer que la valeur séméiologique de l'épilepsie Bravais-Jacksonnienne avait été considérablement exagérée. Joint aux autres signes des tumeurs cérébrales, c'est un signe aussi fréquent que précieux. Mais il n'indique pas à lui seul l'existence d'une tumeur cérébrale, mais bien une irritation de l'écorce par une cause quelconque, tout autre qu'une tumeur.

Parmi ces causes, il faut citer particulièrement les poussées congestives. Une fois le diagnostic de l'existence d'une tumeur cérébrale admis, l'épilepsie Bravais-Jacksonnienne ne permet pas toujours de poser exactement le diagnostic topographique de cette tumeur, et souvent, en trépanant au niveau de la région rolandique (zone motrice), le chirurgien ne trouvera aucune lésion ou bien ne trouvera point la tumeur cherchée.

Parmi les tumeurs cérébrales siégeant à distance de la région rolandique et donnant lieu aux accès Bravais-Jacksonniens, il faut citer, par ordre de fréquence, les tumeurs occupant le lobe frontal (RAYMOND), les tumeurs du cervelet (BONHŒFFER).

Dans quelques cas, enfin, on ne trouve aucune lésion ayant pu, d'après les théories admises actuellement, donner lieu aux accès Bravais-Jacksonniens.

CONCLUSIONS

De cette étude clinique nous croyons pouvoir tirer les conclusions suivantes :

1º L'épilepsie Bravais-Jacksonnienne par tumeur cérébrale indique la réunion des deux conditions nécessaires et suffisantes :

(*a*) La conservation, tout au moins partielle, des circonvolutions périrolandiques et de la voie pyramidale.

(*b*) Modification dynamique par les lésions organiques de voisinage ou action réflexe à distance.

2º Pour avoir une valeur séméiologique, elle doit être nettement caractérisée par son début toujours le même, par l'aura motrice, sensitive ou sensorielle, propre à chaque malade, par son envahissement progressif, par la conservation de la connaissance du malade, et surtout par la présence des signes de déficit ou d'irritation des voies motrices et sensitives, dont la séméiologie s'est enrichie dans ces derniers temps : exagération unilatérale des réflexes tendineux, modifications des réflexes cutanés, signe de BABINSKI, signe de la flexion combinée de la cuisse et du tronc, troubles de sensibilité à localisation distale, ou éléments du syndrome thalamique, etc.

3º Elle peut être due à une tumeur superficielle, frontale ou pariétale, ou centrale : les seuls éléments du diagnostic seront tirés, non du caractère de l'épilepsie, mais de la recherche des symptômes connexes et notamment de ceux que nous avons énumérés plus haut.

4° Elle paraît être dûe à des poussées congestives.

5° L'épilepsie Bravais-Jacksonnienne n'est pas un signe de localisation précise, ni un signe commandant l'intervention.

BIBLIOGRAPHIE

1824. SERRES. — Anatomie comparée du cerveau.

1827. BRAVAIS. — Recherches sur les symptômes et le traitement de l'épilepsie hémiplégique. (*Thèse de Paris*).

1861. H. JACKSON. — Mémoires sur les épilepsies partielles.

1869. P. BROCA. — Trépanation contre l'épilepsie. (*Gazette des Hôpitaux*).

1870. FRITSCH et HITZIG. — La découverte de l'excitabilité de l'écorce grise.

1872-1873. H. JACKSON. — West riding lunatic asylum reports. (*Medical times and Gazette*).

1873. FERRIER. — Recherches expérimentales sur la physiologie et la pathologie cérébrale. Traduction française par *Duret*, 1874.

1874. HITZIG. — Ueber Production von Epilepsie durch expérimentelle Verletzung der Hirnrinde. In Un tersuchungen über das Gehirn. Berlin.

1873-1874-1875. CARVILLE et DURET. — Critique expérimentale des travaux de Fritsch, Hitzig et Ferrier. (*Société de biologie*, 20 décembre 1873 ; *idem*, 3 février 1874 ; *Archives de physiologie*, 1875, mai, juin et juillet).

1875. CHARCOT. — De la localisation dans les maladies cérébrales. (*Progrès médical*).

1876. LANDOUZY. — Contribution à l'étude des convulsions et paralysies liées aux méningo-encéphalites fronto-pariétales. (*Thèse de Paris*).

1876. A. FOURNIER. — Epilepsie syphilitique tertiaire. (*Cliniques de Lourcine*).

1877. PITRES. — Recherches sur les lésions du centre ovale des hémisphères cérébraux étudiées au point de vue des localisations cérébrales. Paris.

1877. CHARCOT et PITRES. — (*Revue mensuelle de médecine et de chirurgie*).

1879. FERRIER. — De la localisation des maladies cérébrales. (*Traduction française par H. de Varigny*).

1879. BROWN-SEQUARD. (*Comptes-rendus de la Société de Biologie*). Paris.

1879. A. FOURNIER. — La syphilis du cerveau.

1880. Lépine. Contribution sur les localisations cérébrales. (*Revue mensuelle de médecine et de chirurgie*). Paris.

1880-1881. Hughlings Jackson. — Brain III 192-206. London.

1881. Albertoni. — Le localizzazioni cerebrali. (*Salute Italia medica.* Genova 2, S, XV. p. 233.)

1882. Girard. — Etude sur l'épilepsie jacksonnienne. (*Thèse de Paris*).

1882. Greffier. Etude sur l'épilepsie partielle. (*Thèse de Paris*).

1882. Raymond. Epilepsie partielle ; coïncidence de ce symptôme avec l'hémiplegie motrice. (*Progrès médical*, p. 717-719).

1882. Vulpian. — Sur la sensibilité des lobes centraux chez les mammifères. (*Comptes-rendus de l'Académie des sciences*, p. 270).

1883. Charcot et Pitres. Etude critique et clinique de la doctrine des localisations motrices. (*Revue de médecine*, p. 329).

1883. Dutil. — (*Revue de médecine*, mars, p. 161).

1883. F. Franck et Pitres. — Recherches sur les convulsions d'origine cérébrale. (*Arch. de Physiologie norm. et pathol.*, 3° série, t. II, p. 101).

1883. F. Franck et Pitres. — Suppression des accès épileptiformes d'origine corticale par la réfrigération de la zone motrice du chien. (*Comptes-rendus de la Société de Biologie*, 7, s. p. 223).

1883. Pitres. — Sur les deux cas d'épilepsie partielle. (*Journal de méd. de Bordeaux*, XII, p. 406).

1884. Bouveret et Eparvier. — *Lyon médical*.

1884. Parker — (*Archives de Neurologie*, II, p. 204).

1884. Seppilli. — L'épilepsia corticale ; [ri cerche] sperimentale. (*Riv. sper. di. Freniat*, X, p. 136-158).

1885. Bonneville. — Épilepsie jacksonnienne. (*Archiv. de Neurologie*, p. 295).

1885. Chantemesse et Tenneson. — De l'hémiplégie et de l'épilepsie partielle urémique (*Revue de méd.*, V° année, p. 935).

1885. Luciani et Seppilli. — De localizzation funzionalo de cervello. Napoli.

1885. Raymond. — Sur la pathogénie de certains accidents paralytiques, leur rapport probable avec l'urémie. (*Revue de méd.*, V° année, p. 705).

1885. Vulpian. — Recherches expérimentales sur l'excitabilité électrique du cerveau. (*Comptes-rendus de l'Académie des sciences*, t. 100, mars, p. 829 885).

1887. — Chauffard. — De l'urémie convulsive à forme d'épilepsie jacksonnienne. (*Arch. gén. de médec.*).

1887. — F. Franck. — Fonction motrice du cerveau et épilepsie cérébrale. Paris.

1887. Nothnagel. — Ueber die Localisation der Gehirnkrankheiten.

1888. Pitres. — Sur quelques équivalents cliniques de l'epilepsie partielle. (*Revue de méd.*, VIII, p. 609-632).

1891. Charcot. — Epilepsie crurale. (*Gazette hebdom.*).

1891. P. Duflocq. — De l'épilepsie partielle d'origine sous-corticale. (*Revue de méd.*, février, t. XI.)

1891. Lucas — Championnière. — Epilepsie jacksonnienne, tumeur cérébrale. (*Bull. et mem. de la société de chirurgie*, juin, p. 434.)

1891. Mallet. — Contribution à l'étude de l'épilepsie syphilitique. (*Thèse de Paris*).

1891. Souques et J. B. Charcot. — Tuberculose de la région paracentrale. (*Société anat.*, Paris).

1891. Soury. — L'épilepsie corticale. (*Archiv. de neurol.*, XXII, p. 97-123).

1892. Mathias Duval. — (*Cours de physiologie*. p. 118).

1893. Chipault et A. Chipault. — Epilepsie jacksonnienne avec auras variables, gliome sous-cortical. (*Revue neurol.*, avril, p. 152-154.)

1893. Peytavy. Contribution à l'étude des tumeurs cérébrales. (*Thèse de Paris*).

1893. Rauzier. — De l'épilepsie jacksonnienne. (*Semaine méd.*, p. 1-5.)

1894. Delegrange. — De l'épilepsie partielle sensitivo-sensorielle. (*Thèse de Paris*).

1895. Bechterew. — (*Revue neurol.*, p. 436.)

1895. Aldhibert. — Tumeur cérébrale avec symptômes de fausse localisation (*Revue de chirurgie*, XVe année, p. 158).

1895. Charcot. (J. B.). — Epilepsie Bravais-Jacksonnienne avec paralysie limitée au membre sup. (*Méd. mod.*, V, 1605-1608).

1895. Charcot et Pitres. — Les centres moteurs corticaux chez l'homme. Paris.

1895. Danillo. — (*Revue de neurol.* p. 599).

1895. Siguier. — L'épilepsie Bravais-Jacksonnienne. (*Thèse de Paris*).

1896. Auvray. — Les tumeurs cérébrales. (*Thèse de Paris*).

1896. Hitzig. — (*Revue neurologique*, p. 521).

1896. Lépine (R.). Epilepsie jackson., ancien abcès du lobe antér. du cerveau. (*Revue de méd.*, XV, p. 510-512).

1896. Marcel Labbé. — Deux cas de gliome cérébral. (*Société anat.*, octobre, p. 702).

1896. Milian. — (*Société anatom.*, p. 775).

1897. Brissaud et Massary. — Iconographie de la Salpêtrière, p. 73.

1897. Castaigne. — Tubercule développé en pleine substance cérébrale occupant la région des noyaux gris de l'hémisph. droit. (*Société anat.*, janvier, p. 96).

1897. Cottet et Morély. — Tumeur cérébrale, épilepsie jackson. (*Société anat.*, p. 907).

1897. Lucas-Championnière. — Epilepsie jackson. au point de vue des indications et de la direction de l'opérat. du trépan. (*Méd. mod.*, VIII, p. 571).

1897. Martin. — The Lancet, II.

1808. Bouchaud. — Accès répétés de monoplégie brachiale fugace ; épil. jackson. (*Journal de neurol. de Bruxelles*, p. 393-404).

1898. Cathelin. — *Bull. de la Société anat.*, p. 556.

1898. M. Dide. — *Société anatomique*, p. 247.

1898. Raymond. — Cliniques sur les maladies du système nerveux, III, p. 231

1898. Trenel. — *Société anat.*, p. 388.

1899. Demange et Spillmann. — Tubercule de la couche optique. (*Presse médicale*, février).

1899. Estèves. — Kyste hydatique du lobe frontal gauche. (*Progrès méd.* p. 479).

1899. Hitzig. — *Revue neurologique*, p. 38.

1899. C. Levaditi. — Un cas de tubercule de la protubérance. (*Revue neurolog.* août, p. 586, n. 16).

1899. Miura. — Deux cas de tumeur de la couche optique (*Revue neurolog.*, avril, p. 282, n. 8).

1899. Raymond (F.). — Epilepsie jackson. en rapport avec un gliome vasculaire de la région roland. (*Revue intern. de thérap. et pharmac.* VII, p. 1-7).

1899. Touche (R.). Epilepsie jackson. limitée au memb. sup. et aux paupières du même côté. (*Gazette des hôpitaux*, p. 171).

1900. Colleville. — Sur un cas d'épilep. jackson. d'origine urémique. (*Gazette hebdom. de méd. et chirurgie*, t. V, p. 673, n. 57).

1900. M. Dide. — Les troubles circulat. encéphal. associés aux phénomènes convulsifs. (*Thèse de Paris*).

1900. Raymond. — Cliniques sur les maladies du système nerveux, t. IV, p. 18.

1901. Campell. — Histological studies on the localisation of central function. (*Camb. University Press.*, 379.)

1901. R. Cestan et Lejonne. — Troubles psychiques dans un cas de tumeur du lobe frontal. (*Revue neurol.*, IX° année, N. S. n. 17, p. 846).

1901. Chipault. — De la valeur chirurg. de l'épilep. jackson. (*Revue neurolog.* décembre, p. 1218).

1901. Dieulafoy. — Gomme syphil. du lobe frontal avec attaques d'épilep. jackson. (*Bull. de l'Académie de Méd.*, octobre, n. 34).

1901. Dupré et Devaux. — Tumeur cérébrale. (Nouvelle Iconographie de la Salp., n. 3, p. 173).

1901. Déjerine. — Anatomie des centres nerveux. Paris.

1901. Krönlein. — Sarcome cérébral de la région motrice, non trouvé. (*Revue de chirur*, II, p. 598).

1901. Kirmisson. — *Société de chirurgie.* (octobre).

1901. Laborde. — *Bull. de l'Acad. de Méd.*, n. 38.

1901. Marchand. — *Congrès de neurol. et Archives de neurol.*, p. 704.

1901. Pitres. — *Bull. de l'Acad. de Méd.*, n. 36.

1901. Raymond. — De la valeur chirurg. de l'épilepsie jackson. (*Revue neurol.*, décembre, p. 1219).

1901. Raymond. — Epilepsie partielle ; pathogénie et traitem. (*Archives de neurol.* t. XI, 2 série, n. 65, p. 369-387).

1901. Rochard et Frogé. — *Revue neurol.* (octobre).

1901. Raymond. — Cliniques sur les maladies du système nerveux, t. V.

1901. Touche. — *Bull. de la Soc. anat.*, p. 291.

1901-1902. LOISON ET SCHWARTZ. (*Société de chirurgie*, novembre, *Revue neurol.*, p. 750).

1902. CROUZON. — Epilepsie jackson. du type faciobrachial. Pas de lésion de la région rolandique. (*Société anat.*, février, p. 145).

1902. FREDET. — *Revue neurologique*, p. 287.

1902. MIRAILLÉ. — *Progrès médical*, mai.

1902. OPPENHEIM. — Die Geschwülste des Gehirns. Wien.

1902. SCHUSTER. — Psychische Storüngen bei Hirntumoren. Stuttgart.

1902. TOUCHE. — *Bull. de la société anat.*, p. 344.

1902. VIDAL. — *Congrès de chirurgie*, p. 348.

1902. VIALARD. — De l'épilepsie jackson. urémique. (*Jour. de méd. et de chirur. pratique*, t. 73, 4 ser. p. 849).

1902-1903. BOUÉ ET DRIVET. — *Thèse de Bordeaux. Revue neurol.*, 1903, p. 622 et 1052.

1903. CHIPAULT. — L'état actuel de la chirurgie nerveuse. Paris.

1903. LEMOINE ET MAYER. — Epilepsie jackson ; tumeur du cervelet. (*Jour. méd. de Bruxelles*, VIII° année, décembre, p. 756).

1903. TUFFIER. — *Bull. et mém. de la Société de chirurgie*, N. S. XXIX, p. 543-546).

1904. BRISSAUD ET SOUQUES. — *Traité de Médecine*, t. IX, p. 105.

1904. DE CHABERT. — Epilepsie jackson. ; lésion du lobe frontal. (*L'Echo méd. du Nord*. Lille, février, n. 8, p. 93).

1904. RAYMOND, ALQUIER ET COURTELLEMONT. Un cas de kyste dermoïde des centres nerveux. (*Revue neurol.*. juin, p. 635).

1904. SHERRINGTON ET GRÜNBAUM. — Cité par Campell. Brain, p. 149.

1904. WOULFOVITCH. — Pathogénie du sommeil dans les tumeurs cérébrales. *Thèse de Paris*).

1904-1905. CAMPELL. — *Proc. Roy Soc.* London, XXIV, p. 390-392.

1905. DURET. — Tumeurs de l'encéphale. Paris.

1905. GAUDIER. — Epilepsie jacksonnienne d'origine otique. (*L'Echo méd. du Nord*. Lille, mars, n. 12, p. 140).

1905. BECHTEREW. — Ueber die sensible und motoriche Rolle des Sehhügels. (*Monatschr. f. Psychiat. u. Neurol.* Berlin, XVII, p. 224-231).

1905. BECHTEREW. — Des Einfluss der Hirnrinde auf die Thränen, Schweiss und Harnabsonderung. (*Arch.f. Physiol. Leipzig*, p. 297-305).

1906. BONHŒFFER. — Ueber die Bedeutung der Jackson'schen epilepsie für die topische Hirndiagnostik. (Berliner Klin. Wochenschrift, n. 28, p. 935).

1906. J. W. MAC CONNELL. — Un cas de tumeur de la 1re et 2e frontale. (*Revue neurol.*, n. 6, p. 261).

1906. P. MARIE. — *Semaine médicale*, n. 21, mai, p. 241-247, n. 42, (oct.) p. 493-500, n. 48 (novembre), p. 565-571.

1906. SIMON, FERRAND ET GALLAIS. — Tumeur cérébrale sarcomat. préroland. ayant donné lieu à l'épilepsie Jackson. et hémiplégie. (*Bull. de la Société anatom.*, avril).

Imp. A. Leclerc, Paris.

www.ingramcontent.com/pod-product-compliance
Ingram Content Group UK Ltd.
Pitfield, Milton Keynes, MK11 3LW, UK
UKHW021447090726
13657UKWH00003B/1254